Brigitte Lavorel

PRENDRE CONSCIENCE DE SON ÉNERGIE

AVEC LE YOGA

AVERTISSEMENT
L'auteure de cet ouvrage n'est pas médecin et les instructions et suggestions contenues dans cet ouvrage ne peuvent en aucun cas se substituer aux conseils d'un professionnel de santé expérimenté. L'auteure et l'éditeur déclinent toute responsabilité résultant directement ou indirectement de l'usage qui pourra être fait de cet ouvrage.

Retrouvez toutes nos nouveautés et actualités sur www.laplage.fr
Écrivez-nous :
• Pour toute demande ou réclamation : info@laplage.fr
• Pour envoyer vos manuscrits : edition@laplage.fr

58, rue Jean Bleuzen – 92178 Vanves cedex
Dépôt légal : août 2021
NUART : 5049243
ISBN : 978-2-84221-928-4

Direction éditoriale : Céline Le Lamer
Suivi éditorial : Wendy Gobin
Conception graphique : SKGD-Création et Nicolas Gallois
Mise en page : SKGD-Création
Fabrication : Amélie Latsch
Responsable marketing et communication : Charlotte Couture (ccouture@laplage.fr)
Responsable partenariats : Dana Lichiardopol (dlichiardopol@hachette-livre.fr)

Toutes les illustrations sont de Perrine Lavorel

Imprimé en Espagne sur du papier certifié sans chlore issu de forêts gérées durablement, avec des encres végétales sur les presses de Unigraf, un imprimeur reconnu pour ses pratiques respectueuses de l'environnement.

PAPIER À BASE DE FIBRES CERTIFIÉES

La Plage s'engage pour l'environnement en réduisant l'empreinte carbone de ses livres. Celle de cet exemplaire est de : 650 g éq. CO_2

Brigitte Lavorel

PRENDRE CONSCIENCE DE SON ÉNERGIE

AVEC LE YOGA

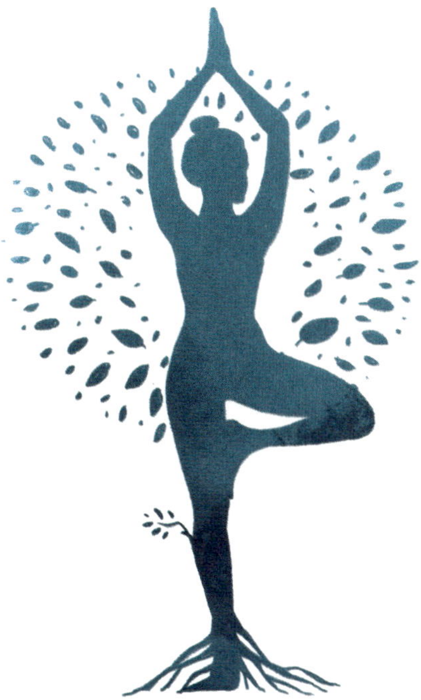

Illustrations de Perrine Lavorel

éditions la plage

Sommaire

6 – Se détendre pour que l'énergie circule

7 – Bienveillance envers son propre corps

8 – Énergie féminine, énergie masculine – sentir et agir

9 – Pour aller plus loin

Introduction

Le XXIe siècle est en quête de nouvelles sources d'énergies et la transition énergétique est devenue un grand sujet de société. La science est en recherche pour découvrir le secret de l'énergie inépuisable, une énergie qui serait à notre totale disposition.

Cependant le mot « énergie » n'est pas seulement une préoccupation pratique et économique. Il recouvre une réalité universelle et concerne tous les domaines de la vie, de la nature et aussi celui de notre corps physique.

Le mot « énergie » est à la mode, mais reste une réalité difficile à cerner quand il s'agit de celle de notre corps. De quoi parle-t-on exactement ? Qu'est-ce que cette énergie corporelle dont traitent abondamment les revues de yoga et que l'on retrouve dans les témoignages de thérapeutes et énergéticiens ?

Dans les domaines thérapeutiques, artistiques ou de pratiques corporelles, on sent actuellement monter une recherche du « subtil » qui fait évoluer les techniques et les praticiens.

En Europe, les acupuncteurs ont facilité la redécouverte de cette notion d'énergie dans le corps. Le chi gong, le tai-chi, le yoga, en se développant sur toute la planète, nous ont familiarisés avec cette réalité que connaissaient déjà nos magnétiseurs et certains rebouteux. L'être humain a toujours perçu qu'il était mû par une force vitale interne et universelle. Toutes les cultures de la planète ont décrit cette force de vie et trouvé des solutions thérapeutiques ; les points dit « d'acupuncture » étaient probablement connus et stimulés dans la majorité des sociétés humaines primitives.

Nos ancêtres avaient une capacité sensorielle que nous avons perdue, oubliée, tout occupés que nous sommes de notre développement intellectuel, orientant notre mental vers un champ très réducteur. Le flot des pensées submerge et appauvrit nos possibilités de perception.

Difficile d'obtenir un juste équilibre entre « penser » et « sentir ».

Cette énergie de vie, que les Indiens appellent *prana*, et les Chinois *chi*, ou *Qi*, est le sujet de ce petit livre, qui a pour seule intention de vous faire **sentir** l'énergie dans votre corps, de vous faire entrevoir comment vous pouvez agir *sur* elle et *avec* elle, et la laisser transformer votre corps et tout votre être.

Il s'agit en fait de redécouvrir ce principe génial :

« Là où va la conscience, l'énergie va[1]. »

Cette phrase est une des bases du Yoga de l'Énergie, un hatha-yoga d'origine tantrique, qui a été développé en France par Roger Clerc, créateur de l'Académie de Yoga de l'Énergie en 1978. Il peut être éclairant de préciser que dans cette phrase, le mot « conscience » ne se substitue pas au mot « pensée », car il est porteur de présence à soi-même, d'attention, de sensibilité intérieure.

Cette forme de yoga met l'accent sur les sensations plutôt que sur l'intellectualisation : « **Sentir plutôt que penser[2] »**, ce qui est bien difficile pour nous autres Occidentaux.

C'est par l'expérimentation, par les découvertes internes, par l'intelligence sensitive, que nous pouvons refaire le chemin nécessaire à une transformation profonde et intérieure. Les exercices proposés dans cet ouvrage sont issus du Yoga de l'Énergie. Vous n'y trouverez pas de postures, mais plutôt des **pratiques** pour vous amener au contact de votre propre énergie. Ce sont des **bases indispensables pour tout travail sur le corps**, qui nous permettent d'élargir notre conscience.

Bien entendu, à partir de ces bases, les champs d'exploration du Yoga de l'Énergie peuvent se déployer à travers l'enseignement de Roger Clerc et des enseignants formés.

Il s'agit d'entrer dans le monde des sensations, le monde du **subtil**.
Le mot « subtil » est bien faible, mais comment mieux définir cette capacité à entrer en contact avec la dimension énergétique du corps, à accéder au monde invisible par les sens, et avec la Vie dans laquelle nous sommes immergés ?

Il n'y a rien d'extraordinaire à chercher là, rien d'ésotérique surtout. **Le monde subtil vient à nous quand nous entrons dans un état d'attention, quand notre intérieur « s'ouvre » par l'intermédiaire de notre ressenti.**

Il s'agit de pénétrer par la perception le monde invisible, les lois du monde subtil et énergétique.

1 Roger Clerc.
2 Roger Clerc, *Manuel de yoga : La pratique du Yoga de l'énergie*, Le courier du livre, 2019.

« Le sentir est une dilatation de l'organisme, et le mental est la réduction de tout à des concepts. Ce sont deux mondes tout à fait différents[3]. »

Un mental agité est le premier obstacle : pour arriver à nous détacher de nos pensées, qu'avons-nous comme possibilités, à part retourner dans notre corps et nous reconnecter à nos sensations ?

Le surfonctionnement du mental empêche le corps de jouer son rôle dans le domaine du sensible : notre capacité à « capter » le monde du subtil est étouffée par le déferlement incessant de nos pensées.

Quand nous sommes continuellement dans nos pensées, nous ne sommes pas dans notre corps : nous sommes privés d'une grande part de nous-mêmes. Revenir au corps et découvrir sa dimension énergétique, sa vastitude intérieure, est une aventure stimulante, une voie d'exploration et de joie.

C'est le chemin pour retrouver notre unité, pour rassembler les différentes facettes de la personne, pour avoir accès à l'Être que nous sommes, non plus isolé mais relié à l'infini, à la création autour de nous, au Vivant dans toutes ses manifestations.

Il est important de se rappeler que si nous sommes tous capables de ressentir, pour certains cela sera plus facile et rapide, pour d'autres il sera nécessaire d'être persévérant et d'accorder du temps au ressenti. La patience, et surtout la pratique (plutôt que la théorie), porteront leurs fruits.

Dans cette aptitude à explorer le monde sensible, certaines personnes sensitives sont plus conscientes de la possibilité de « niveaux » de fonctionnement différents. À leur suite, à nous d'apprendre à développer nos facultés sensorielles et à passer consciemment dans la « longueur d'onde » de l'énergie de vie.

Nous sommes à la fois « émetteurs » et « récepteurs ». C'est de cette perception du monde qu'il nous faut parler à présent.

---

3 Luis Ansa, *La Voie du Sentir*, Le Relié, 2015.

CHAPITRE 1

« Sentir plutôt que penser »

Roger Clerc

REVENIR DANS LE CORPS, DANS LES SENSATIONS, ÉVEILLER SON ATTENTION

À notre naissance, nous sommes arrivés en fusion avec le monde sensible que nous découvrions, sans conscience d'une différenciation entre notre corps et celui de notre mère ; pendant notre petite enfance, nous n'étions pas encore séparés du monde. Mais plus ou moins rapidement, la pression scolaire et l'éducation nécessaire pour nous adapter nous ont détournés de ce contact profond avec le monde, la nature.

Nous avons appris la domination de l'intellect sur les sens.

Nous avons appris la dualité, et aussi à juger.

Nous avons été amenés à être beaucoup plus dans notre tête que dans notre corps. Heureusement les émotions sont là, encore, pour nous ramener à notre incarnation. Mais d'une façon générale, avec des différences selon les personnes, il est vrai que nous sommes tous déficients au niveau des sensations et de l'attention.

Pour sentir vraiment notre corps, nous devons passer par la douleur physique, par l'effort intense, ou par la sexualité, l'orgasme. C'est comme si nous devions exacerber nos sensations pour enfin les retrouver, alors que tout un monde de subtilité nous est offert, si nous réapprenons à être attentifs !

De nombreux spécialistes tirent la sonnette d'alarme sur l'actuel déficit d'attention de la population occidentale. Il est temps de prendre le problème en considération et de revenir au contact avec le corps, avec les sensations qu'il offre en permanence, occultées par notre incessante activité mentale.

C'est grâce au corps et à nos sens que nous pouvons savourer la beauté du monde, entrer en relation avec le vivant, en nous et autour de nous. Mais **sans l'attention**, tout cela nous est voilé, hors d'atteinte ; nous en sommes absents.

L'attention amplifie notre capacité de regarder, d'écouter, de percevoir.

« Le plus grand cadeau que nous nous offrons mutuellement est la qualité de notre attention[1]. »

1 Richard Moss, *Paroles des deux mondes*, Le Relié, 2006.

QUE SENTEZ-VOUS ?

Faisons tout de suite cette expérience extrêmement simple : à cet instant précis, ramenez votre attention dans votre corps physique. **Que sentez-vous ?**

Quelle sont les sensations les plus fortes, celles qui s'imposent immédiatement ? (Par exemple : contact des fesses contre un siège ou bien jambes croisées ; contact des bras ou des mains...) Puis affinez un peu plus, il y a d'autres sensations plus en arrière (par exemple : ceinture autour de la taille, cheveux tirés en arrière, démangeaisons...)

Continuez en avançant vers l'écoute des sensations les plus discrètes, les plus en arrière-plans, les plus internes : tensions musculaires, battement du sang, fourmillement, vibration intérieure...

Toutes ces petites choses sont devenues si familières que nous n'y prêtons plus aucune attention, alors même que ce sont ces détails qui peuvent nous apprendre à revenir au corps, et surtout à être disponibles pour ce que nous vivons à chaque instant.

« Prendre comme support d'attention une **sensation** est d'une "efficacité" bien supérieure au support que procure une idée ou une pensée[2]. »

L'attention nous rend instantanément présents.

Nous connaissons tous des personnes qui nous frappent par la qualité de leur présence, là où d'autres ont toujours l'air d'être ailleurs, ou à côté d'elles-mêmes. Être incarné semble ne pas être facile pour tout le monde... et s'évader dans le mental peut être ressenti comme une attirance, ou une voie de salut. Cependant la nécessité d'être dans son corps s'accompagne de promesses d'équilibre retrouvé et de subtilité acquise.

2 Michel Alibert, *Yoga et santé énergétique*, Présence d'Esprit, 2004.

« *Si Judas avait davantage habité son corps, il aurait possédé ce qui lui manquait : la subtilité. Ce que l'esprit ne comprend pas, le corps le saisit.* »

Amélie Nothomb, *Soif*, Albin Michel, 2019.

CHAPITRE 2

Sentir l'énergie de vie dans son corps

« Où réside votre attention ?
Si ce n'est pas dans votre corps,
vous n'aurez aucune référence
à quoi que ce soit d'énergétique.
L'attention doit être dans votre corps. »

Richard Moss, *Paroles des deux mondes*. Le Relié, 2006.

DIVERS EXERCICES DE RESSENTI, SUR SOI ET SUR D'AUTRES ÊTRES VIVANTS

TORSION EN POSITION ALLONGÉE

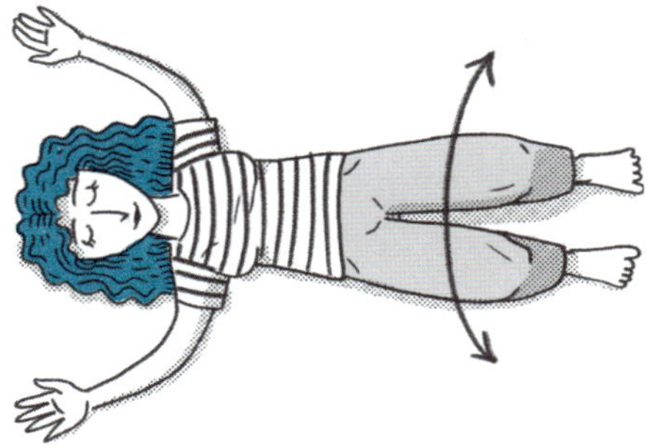

Sur votre lit, ou sur un tapis, allongez-vous ; avec un vrai soupir, déposez-vous complètement, de toute votre longueur. Sentez tout le poids du corps descendre s'enfoncer, s'étaler sur la surface qui vous porte.

Repliez vos jambes et posez les pieds à plat. Vos bras sont ouverts, les coudes et l'arrière de la tête resteront fixes.

Vos deux genoux vont descendre à droite puis à gauche, dans un mouvement d'essuie-glace.
Pas de saccades ni d'arrêt dans le mouvement, vous allez trouver un rythme juste, peu à peu, un rythme où finalement le mouvement semble se faire tout seul, sans effort et sans tension, comme un jeu. Les pieds peuvent être écartés ou en contact, comme cela vous convient.

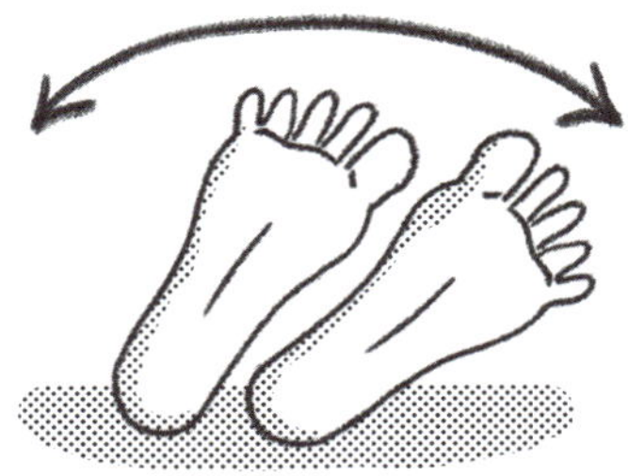

Si l'ampleur de la torsion crée des douleurs dans le bas du dos, placez vos jambes différemment : par exemple laissez-les allongées, un peu écartées, et faites le mouvement d'essuie-glaces avec vos deux pieds parallèles, en pivotant sur les talons à droite, à gauche.
Même remarque pour le rythme à trouver.
Pensez à un métronome, ou à toute autre image d'un mouvement régulier et un peu rapide.
Dans tous les cas, comptez au moins 40 à 50 allers-retours.
Puis cessez le mouvement, détendez-vous. Libérez votre respiration, un soupir, et entrez à l'intérieur de votre corps, accueillez les réactions qui arrivent. Ne cherchez rien d'extraordinaire, il vous suffit de rester à l'écoute de ce qui se passe. Devenez spectateur des sensations à l'intérieur du corps.
Dans vos jambes ? Dans vos mains ? Ailleurs ?

Des sensations de chaleur, de fourmillement, de picotement, de pétillement, de vibration… ?
Sentez-vous la vie qui circule en vous plus fort ? Les phénomènes vont disparaître peu à peu, mais vous avez eu là l'occasion de sentir la circulation de l'énergie en vous. C'est extrêmement simple (mais peut-être difficile au début, car inhabituel).

Si vous ne sentez rien, ne vous découragez pas, peut-être avez-vous simplement besoin d'expérimenter un peu plus et plus longtemps. Ne vous crispez pas sur votre « volonté d'y arriver à tout prix » car vous n'obtiendrez rien, au contraire ! **Prenez ceci comme un jeu, une expérience ; il n'y a rien à comprendre.**

TORSION EN POSITION DEBOUT

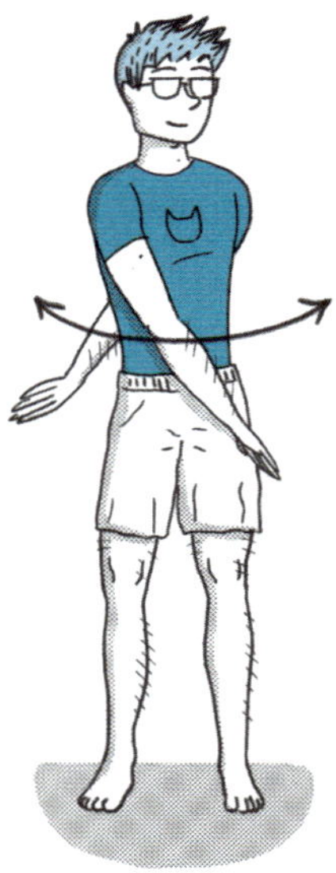

Plantez-vous sur vos deux pieds, sur vos deux jambes. Le mouvement sera le même, un mouvement de torsion dans l'axe vertical du corps.
Imaginez que vous êtes comme une poupée de chiffon, les deux bras ballants et inertes.

Amorcez une rotation du buste à droite, à gauche, bras lâchés, dans un rythme ni trop lent ni trop rapide. Quand vous étiez enfant, vous avez probablement joué avec votre corps de cette façon.
Là aussi comptez une bonne minute de mouvement en torsion, avant de cesser et de retourner votre attention sur les réactions intérieures, dans une observation sensorielle, et non pas mentale.
Il n'y a rien à imaginer, restez au niveau de la sensation.

TORSION DANS UN BRAS ET COMPARAISON

En position assise ou debout, posez-vous un instant, bras détendus. Observez-les simplement, sentez-les tels qu'ils sont, sans ajouter de commentaire. Il est possible que vous ne ressentiez rien, ou pas grand-chose.

Puis étirez un des deux bras sur le côté : on va partir du bas et monter. En faisant pivoter la paume de main au maximum dans un sens puis dans l'autre, dans un mouvement de rotation ; c'est tout le bras tendu qui tourne jusqu'à l'épaule.

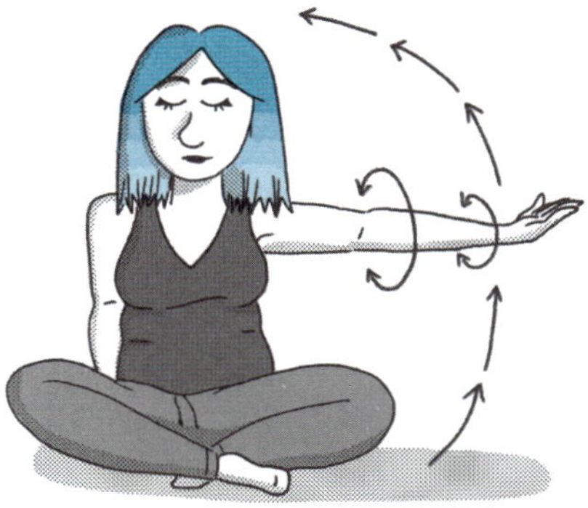

Continuez ce mouvement main/bras tout en montant progressivement le bras sur le côté, jusqu'à l'oreille. Ensuite redescendez, toujours dans le même mouvement.

Peut-être un deuxième aller-retour ?
Quand vous avez terminé, relâchez tout, entrez en vous-même, et particulièrement dans vos bras pour saisir la différence entre les deux. Les mouvements de torsion stimulent la circulation de l'énergie, et vous pouvez le sentir grâce à cette expérience.

CONCENTRATION DANS LA PAUME DE LA MAIN

Voici un exercice plus subtil :
Frottez vigoureusement vos mains l'une contre l'autre, pendant une minute.

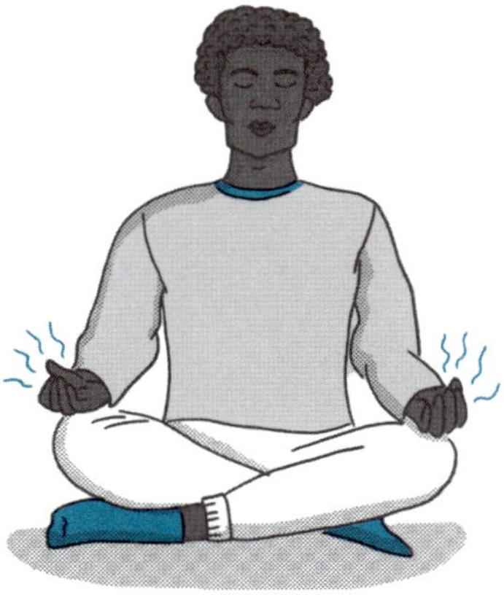

Si elles sont vraiment froides au départ, réchauffez-vous, ou frottez-les plus longtemps pour qu'elles deviennent chaudes.

Assis, déposez vos deux mains chaudes paumes vers le ciel, détendez vos bras, posez-vous et maintenez votre attention sur ce que vous sentez.

Choisissez une main, et mettez-y votre attention : la température dans la paume, la peau, les doigts un peu arrondis par la détente. Entrez dans votre main comme vous visiteriez un lieu précieux, rare. Pour y rester fermement installé, si des images vous viennent, laissez faire : votre main devient nid, écrin, ou autre chose...
Observez votre respiration, laissez-la se calmer ; puis allez respirer dans votre main. Représentez-vous qu'en inspirant, l'air entre non pas par vos narines, mais par les doigts et la paume de votre main, tirez l'air par votre main. À l'expiration, l'air ressort par les doigts, la paume.

Maintenez ainsi votre respiration, votre présence, votre conscience dans la paume, avec intensité pendant au moins une minute.

Puis revenez à la sensation des deux mains ensemble, et observez, comparez.

LA BOULE D'ÉNERGIE ENTRE LES MAINS

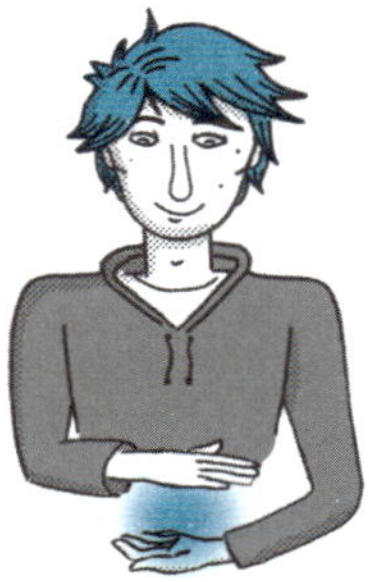

Voici un exercice très classique :
Frottez vigoureusement vos mains l'une contre l'autre, pendant une minute.

Si elles sont vraiment froides au départ, réchauffez-vous, ou frottez-les plus longtemps pour qu'elles deviennent chaudes.

Maintenant les paumes se font face, à une distance que vous pouvez varier ; vous pouvez rapprocher ou éloigner vos paumes de mains, comme si une boule de lumière, une boule élastique se trouvait entre elles.

Jouez avec cette boule, jouez avec sa densité entre vos paumes, plus resserrée, plus étirée. Restez dans ce jeu suffisamment longtemps, jusqu'à percevoir réellement la chaleur et l'énergie qui se dégage de chacune de vos deux mains, la sensation d'une présence dense entre les deux.

Une autre expérience :
Pointez l'un vers l'autre vos deux index et reprenez le même mouvement de les écarter/rapprocher. Comme si un petit courant électrique passait entre les deux.
Il n'y a rien à imaginer, restez au niveau de la sensation.

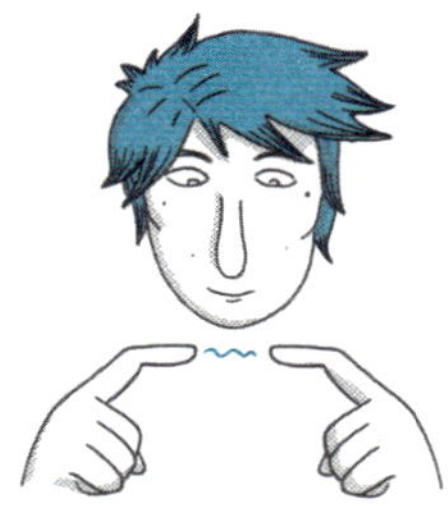

Si vous ne sentez rien, peut-être que vos mains sont encore trop froides ? Ou peut-être avez-vous simplement besoin de plus d'expériences, alors persévérez dans votre pratique. Tout le monde a cette sensibilité en soi, mais celle-ci peut nécessiter d'être développée, et ce temps de développement est variable d'une personne à une autre.

Surtout, essayez de rester dans la sensation ; il vous faut lâcher le fonctionnement dominant du mental. C'est là que se trouve la réelle difficulté.

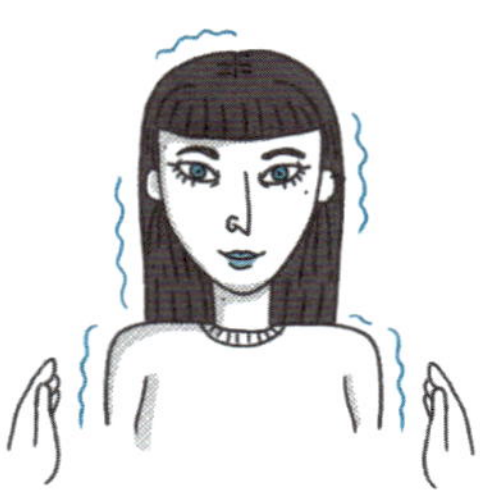

SENTIR L'ÉNERGIE D'UN AUTRE ÊTRE VIVANT

Ayant éveillé vos deux mains en les frottant vigoureusement et longuement, demandez à une personne de votre entourage, à un proche, si vous pouvez essayer d'entrer en contact avec son rayonnement énergétique.

Les deux mains ouvertes comme des capteurs, approchez-les lentement de la personne, puis reculez un peu ; jouez à « palper » l'espace autour de son corps en mobilisant toute votre attention et sans laisser votre volonté prendre les commandes : mettez-vous **en état d'accueil, de réceptivité**.

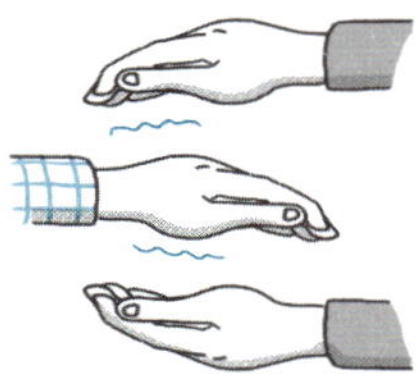

À quelle distance du corps commencez-vous à sentir sa chaleur ? Au-delà de la chaleur, quelle est la densité de l'espace entre la personne et vos mains ?
Ou alors, demandez à cette personne de jouer avec vous : demandez-lui de frotter ses paumes pendant une minute, puis de placer une main entre les deux vôtres, en laissant un espace que vous irez palper (même jeu que la boule d'énergie entre vos mains). Accueillez les sensations.

Pourquoi ne pas faire l'expérience avec un autre être vivant ? Si vous avez un **animal** chez vous, soyez sûr que ça ne le laissera pas indifférent. Il sentira même l'énergie de vos mains avant que vous ne sentiez la sienne ! Et vous connaissez l'apaisement que peut vous procurer un simple contact. Restez attentif, au-delà de la chaleur qu'il dégage, à une sensation plus subtile.

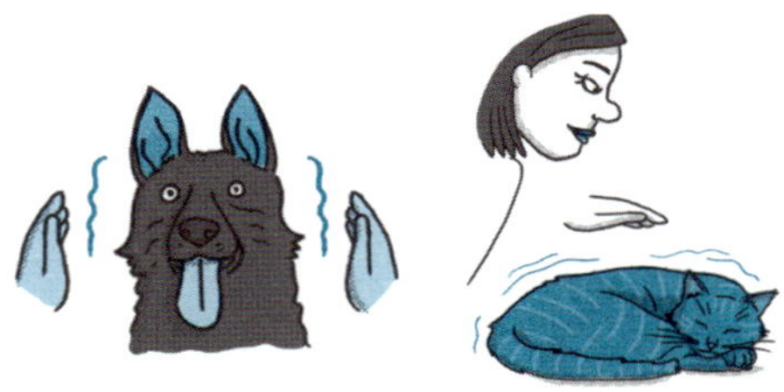

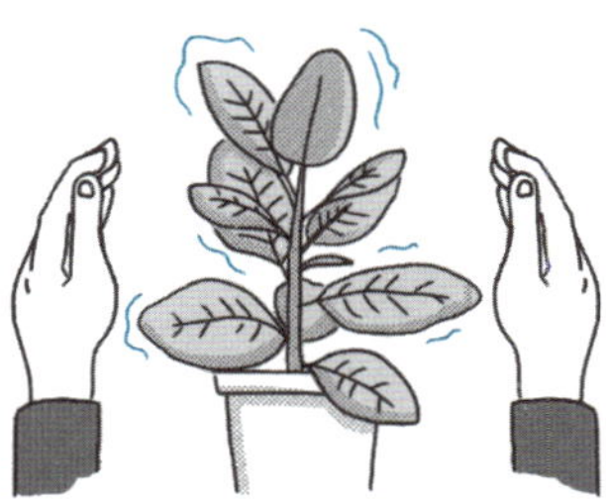

Les **plantes** aussi ont un rayonnement énergétique : explorez-le avec vos mains « éveillées », avec un peu de temps vous découvrirez que ce qui se dégage d'une plante verte chez vous n'est pas équivalent à ce qui vient à vous quand vous approchez vos mains, ou votre corps, d'un arbre dense.
Si embrasser un arbre vous paraît ridicule, être simplement assis appuyé contre son tronc vous procurera la même sensation, celle d'une force puissante qui en émane et vous pénètre.

Vous ne sentez rien ? La volonté n'y changera rien, au contraire. Mettez-vous plutôt en attitude **réceptive**, accueillez ce qui vient, laissez venir, tout simplement, sans intellectualiser. Et surtout persévérez, choisissez des moments propices où vous vous sentez bien, calme et disponible.

Ces premiers exercices vous ont mis sur la voie du **Sentir**, avec la découverte de quelques principes de base :

- le **mouvement** stimule l'énergie (et particulièrement les torsions),
- le monde des **sensations** n'apparaît que quand les pensées lui laissent la place.

Pour cela le développement et la qualité de **l'attention** sont essentiels.

CHAPITRE 3

L'énergie de la Terre, l'énergie du Ciel

COMPRENDRE ET RESPIRER, SE RELIER, RESSENTIR, ÉLARGIR SA CONSCIENCE D'ÊTRE

Comme nous le savons, la matière est animée par l'énergie, avec son propre rayonnement, même si nos yeux ne le perçoivent pas.

De même que le soleil envoie son rayonnement dans l'espace – nous le percevons grâce à sa lumière et sa chaleur –, le corps vivant de notre planète émet ce qu'on appelle une **énergie tellurique** invisible.

C'est une émission plus discrète, une énergie dense, lourde, à l'image de la masse qui la produit.

LA FORCE QUI DESCEND, LA FORCE QUI MONTE, LE CORPS CANAL D'ÉNERGIE

Essayons d'entrer en contact conscient avec cette énergie tellurique, apprenons à la percevoir : quand nous sommes assis au sol, notre bassin est notre base, notre fondement.

S'asseoir au sol, en tailleur ou jambes repliées, nous met en contact dans nos fondations avec la Terre. C'est par le fond de notre bassin, le périnée, que nous sommes reliés à l'énergie de la Terre, par le chakra « racine » que les Indiens nomment *Muladhara chakra*.

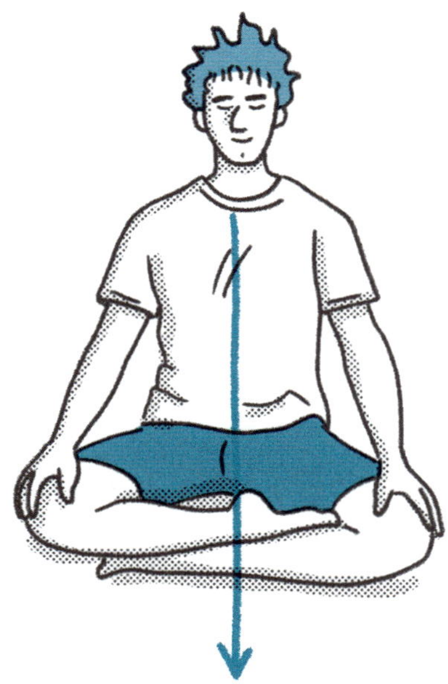

Déposez votre bassin sur le sol (ou sur un petit tabouret, voire sur une chaise), prenez le temps de sentir votre contact physique ; puis entrez dans votre respiration.

Il est important, puisque nous allons parler de respiration, de se rappeler que **l'organe de la respiration est le nez**, et pas la bouche. Oubliez vos réflexes de gymnastique, de running, de sport intensif, ici nous essayons d'être dans la respiration naturelle, en relâchant aussi les tensions dans les mâchoires.

Entrez dans votre respiration et écoutez vos sensations : quand vous expirez, observez qu'il vous est facile de lâcher votre poids dans le sol.

L'expiration est le temps privilégié du « lâcher prise ».

À chaque expiration, refaites l'expérience de la pesanteur. Sentez l'attraction terrestre, tout simplement.
L'attraction terrestre est une force de la nature qui nous maintient sur la surface du globe terrestre. Comme une mère aimante tient son enfant contre elle, la Terre nourricière nous garde dans son champ d'attraction. En nous, c'est une force qui descend, nous pouvons le constater et le vivre, particulièrement sur le temps de l'expiration.

J'expire, je laisse mon poids descendre sur la Terre, je lâche prise, je peux lâcher mes tensions, je me détends… je suis dans la confiance.

Mais l'attraction terrestre ne nous maintient pas écrasés au sol : il doit bien y avoir une autre force puisque, comme le brin d'herbe qui pousse vers le ciel, nous restons redressés à la verticale.

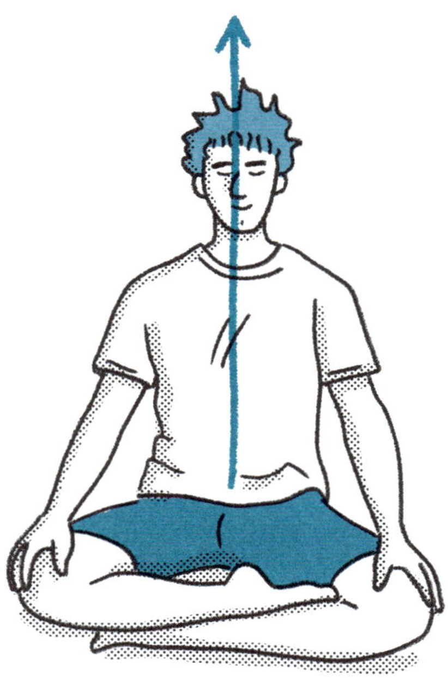

Comme tout corps vivant, la Terre rayonne d'énergie, dégage autour d'elle cette autre force qui nous traverse et nous met debout.

À chaque inspiration vivons cette force qui monte en nous.

J'inspire, je me dilate, je me redresse, je sens une force de de vie qui me pénètre et me vivifie, je sens ma puissance intérieure.

Le bassin bien ancré dans la Terre, la colonne vertébrale s'érige naturellement et sans effort, la tête posée sur la première cervicale et reliée au Ciel infini au-dessus ; l'être humain peut prendre sa pleine dimension, relié à l'univers autour de lui, en expansion et non pas en repliement sur lui-même.

J'expire, je me détends, je me laisse soutenir avec confiance, stable et solide dans ma base.

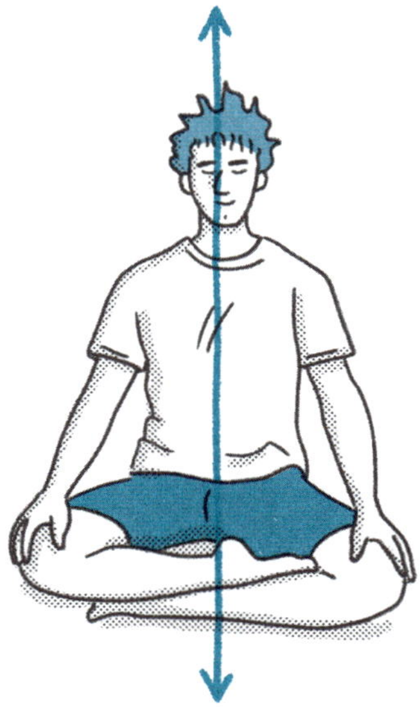

J'inspire, je m'ouvre et je reçois le monde, je me relie à l'énergie de l'univers.

Nourri par ces deux forces, celle qui descend, celle qui monte, je peux les équilibrer en moi dans chaque respiration.

Ni écroulé vers le bas, ni tendu vers le haut.

Il est particulièrement important de travailler son enracinement... Ce n'est qu'à partir d'un appui solide que notre corps peut s'installer dans la verticale.

ENRACINEMENT EN POSITION DEBOUT

Commencez par descendre votre attention dans vos deux pieds, laissez-les s'étaler sur le sol (sans les chaussures). Ressentez-les de plus en plus précisément : vos plantes de pied sont-elles bien éveillées ? Bougez un peu, pressez vos pieds contre le sol.

Parcourez vos pieds en détail, pour sentir le contact de vos deux talons... puis des bords externes... sentez la présence des voûtes plantaires, comme deux petites grottes... puis l'avant des pieds... Pour chacun des pieds : est-il appuyé plus vers l'intérieur, plus vers l'extérieur ? Sur le talon ? Sentez-vous une différence entre le pied droit et le pied gauche ? Qu'en est-il des orteils ?

Si vous prenez conscience de vos dissymétries, corrigez-les en soulevant les orteils pour mieux les étaler ensuite. Répartissez mieux le contact de vos deux pieds sur ces trois points en triangle : centre des talons, base du gros orteil, base du petit orteil.

Pratiquée régulièrement, cette observation fine vous aidera à corriger votre ancrage et aussi votre posture générale.
Les pieds sont notre socle et nous devons leur donner notre attention et notre respect.

Maintenant, à partir d'une légère poussée des pieds dans le sol, étirez doucement les jambes et observez que le bassin se redresse, que le coccyx bascule légèrement vers le sol (comme si vous y aviez accroché un petit poids) et que votre ventre est doucement étiré : les plis de l'aine s'ouvrent un peu. Ne forcez rien, réalignez-vous dans la verticale, sans trop d'effort, plutôt en retrouvant la conscience de votre « fil à plomb » intérieur, qui part du sommet du crâne.

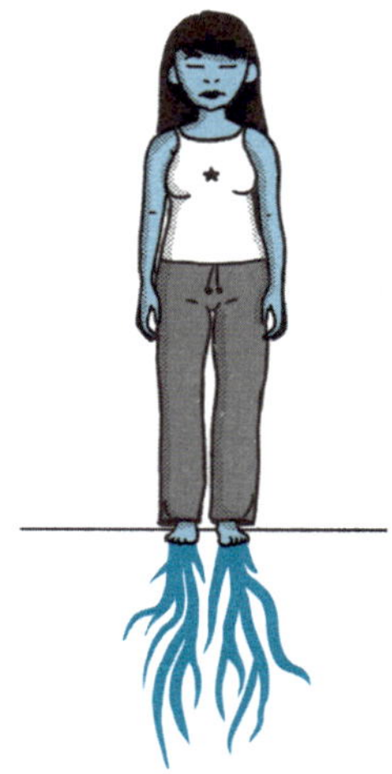

Pour vous aider, visualisez que vous êtes suspendu par un fil accroché au sommet de votre tête, comme une marionnette ; votre corps « se laisse porter », lâchez vos épaules, desserrez les muscles fessiers, les genoux sont souples.

Entrez dans ce contact avec la Terre, vous êtes comme un arbre aux racines invisibles.

Si cette image vous parle, descendez votre conscience au-delà de vos deux plantes de pied : évoquez en expirant que sous vos pieds des racines se développent, s'enfoncent dans le sol, plus largement et plus profondément encore. À chaque expiration, descendez, continuez jusqu'à ce que vous arriviez à vous représenter ou à sentir que **votre corps se prolonge dans le sol**, que vous êtes en prise directe avec la Terre qui vous porte. Restez ainsi le temps qui vous convient, à la mesure de votre ressenti.

On appelle cela **l'ancrage énergétique**.

En position debout, cela se fait naturellement par les pieds, les jambes : partout sur la planète, les danses sont fréquemment une répétition de pieds frappés au sol, de sauts sur place, pour renforcer le lien avec la Terre nourricière.
Avec la position assise, c'est par le fond du bassin que nous pouvons nous relier : entre les ischions (les pointes inférieures du bassin sur lesquelles nous sommes assis), dans notre base.

RECHARGE EN ÉNERGIE DE LA TERRE

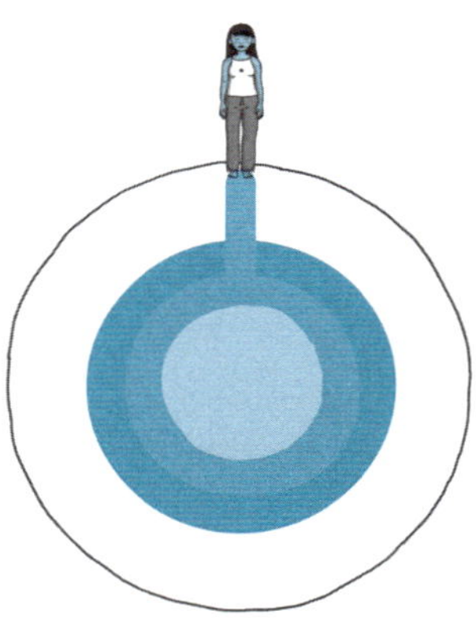

Vous pouvez continuer cet exercice en y ajoutant une intention. **L'intention** est un outil puissant qui modifie dans son sens l'action entreprise.
Ainsi nous pouvons entreprendre de nous recharger en énergie de la Terre.

Continuez dans la position verticale, en sentant la présence de vos racines, le prolongement de votre corps. En expirant, descendez votre conscience vers le centre de la Terre, en inspirant faites remonter en vous toute la force et l'énergie de cette planète qui vous nourrit.
Redescendez à l'expire, remontez à l'inspire en vous...

Si vous trouvez cela difficile, imaginez que vous allez chercher la couleur rouge au cœur du globe terrestre, et que vous la faites remonter, que vous la tirez dans votre corps en inspirant.

Ce travail d'enracinement, d'ancrage énergétique, est essentiel et à reprendre chaque jour. Nous sommes, pour la plupart, coupés de nos bases, de notre force et de notre centre. La vie moderne nous amène à toujours plus de dispersion, d'éclatement. Commençons par retrouver notre **force vitale**, qui se trouve dans la moitié inférieure de notre corps.

Quand le corps est bien établi dans sa base, s'offre alors la possibilité de lâcher les tensions du haut du corps : épaules, nuque, dos et cage thoracique peuvent peu à peu se libérer, se redresser.

Comme un arbre qui ne peut grandir que parce qu'il est profondément enraciné, plus nous allons « en bas », plus nous pouvons monter ensuite, et nous aligner intérieurement. Le travail d'ancrage et d'enracinement reste incontournable.

Voici un autre aspect primordial de cette prise de conscience : quand nous remettons notre présence dans notre corps physique, nous permettons un certain relâchement de la tension mentale, nous nous allégeons de la présence obsédante des pensées. Faites le test : lorsque vous lisez, interrrompez votre lecture, revenez sentir votre respiration, lâchez le ventre ; constatez que la respiration peut se libérer et que, pendant quelques secondes, vous avez aussi lâché la tête.

Si nous voulons apaiser notre mental agité, retournons dans notre corps !

Nous avons tous fait l'expérience de l'effet produit par un exercice physique ou une marche prolongée : l'exercice permet de se vider la tête.

> « Quand on a marché deux heures
> dans une montagne, on est plus intelligent[1]. »

La marche a cette vertu de desserrer en nous la pression de l'ego, de libérer le mental et de permettre à l'esprit de s'élever un peu.

Être incarné dans son corps physique est ce qui permet de mieux vivre, d'équilibrer en soi les différentes dimensions de l'Être.

La marche, toujours elle, se retrouve liée à bien des pratiques spirituelles et religieuses, de façon universelle.

---

1 Coline Serreau dans le film *La belle verte*, 1996.

« L'une des meilleures façons de toucher la Terre est de pratiquer la méditation marchée, ou promenade méditative. Nous marchons lentement et au rythme de notre respiration, nous massons la Terre et semons en elle des graines de joie et de bonheur à chaque pas...

En marchant, nous faisons descendre notre attention jusque dans nos pieds. Nous respirons à partir de la plante de nos pieds. Nous ne restons pas bloqués dans notre tête ou notre poitrine, là où sont nos pensées et nos émotions[2]. »

RECHARGE EN ÉNERGIE DU CIEL

De la même façon, **en conjuguant intention et respiration**, reliez-vous à l'énergie cosmique (l'expression « énergie du Ciel » étant une image simplifiée).

Le sommet de la tête, la fontanelle, où les Indiens situent le *chakra Sahasrâra*, « est la porte d'entrée de l'énergie primordiale venant de la source cosmique située au-dessus de nous, sur l'infini[3]. »

À l'inspire, laissez votre conscience monter vers l'infini du Ciel, au-dessus de votre tête ; à l'expire, laissez s'écouler en vous un flot de lumière jusqu'aux pieds.
Repartez dans le mouvement intérieur, en le visualisant plus intensément, comme une douce pluie de lumière.

Puis cessez et appréciez la qualité de l'ambiance intérieure. Observez que c'est très différent de la sensation que vous aviez après une recharge en énergie de la Terre.

Nous avons quitté l'énergie dense et matérielle pour entrer dans une autre qualité, complémentaire et aussi nécessaire. Rappelez-vous que le yoga cherche à réunifier les opposés.

---

2 Thich Nhat Hanh, *La plénitude de l'instant*, Marabout, 2021.
3 Roger Clerc, *Manuel de yoga*, Le Courrier du Livre, 2019.

LE CORPS, CANAL ENTRE TERRE ET CIEL

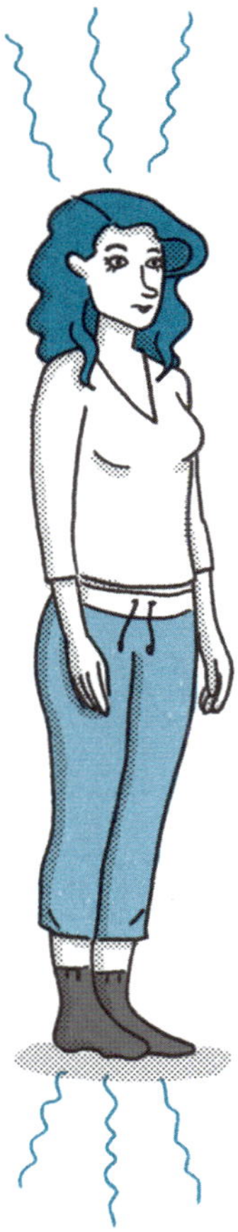

Vous êtes relié à la Terre par votre base, et au Ciel par le sommet de votre crâne ; renouvelez cette expérience souvent, y compris dans votre quotidien (en attendant le bus, dans une file d'attente, en marchant...). **Éveillez cette conscience que vous n'êtes pas seulement un mental très actif, mais aussi un corps dans l'espace entre deux pôles, un canal d'énergie entre Terre et Ciel.** Les pratiques énergétiques universelles se sont développées à partir d'expériences du corps, à partir de l'ouverture des sens.

« Émotion et perception permettent de pénétrer les lois du monde subtil et énergétique, pour dépasser la condition humaine. La vie spirituelle passe par le corps, par le vital plus que par le mental. C'est pourquoi les symboles, qui touchent la personne dans le plan du vital, sont associés à la pratique[4]. »

Les images du corps comme un arbre, comme un canal, éveillent en nous la certitude de faire partie de la Vie, de l'univers, d'être en lien avec les forces vitales fondamentales. Dans toutes les sociétés traditionnelles, les symboles ont été la base des pratiques spirituelles et chamaniques.

4 Eveline Grieder, enseignement oral.

CHAPITRE 4

« Là où va la conscience, l'énergie va »

Roger Clerc

RESPIRATION DE LA VAGUE

Nous voici arrivés à une pratique qui va vous sembler de plus en plus évidente, maintenant que vous savez utiliser votre conscience comme support au mouvement de l'énergie en vous, et que les symboles de la nature vous parlent davantage.

Pour bien assimiler cette respiration, il est plus facile de l'essayer allongé. Mais on peut la pratiquer dans d'autres positions.

Prenez conscience de la longueur de votre corps, relâchez le ventre, déposez tout le poids du corps, desserrez le visage, laissez l'expiration se poser, bref : installez-vous consciemment dans la détente.

Rappelez-vous le bord de la mer, l'océan ; revoyez ce mouvement régulier, tranquille, des vagues qui viennent s'étaler sur le sable, puis se retirent, reculent... **le va-et-vient incessant des vagues sur le rivage**. Le mouvement éternel de la mer.

Puis vous envisagerez l'espace intérieur de votre corps, où votre conscience va circuler. Si vous préférez : où votre **regard intérieur** va se déplacer facilement.
Mettez votre conscience dans vos pieds. En même temps que vous **inspirez**, laissez la conscience balayer tout le volume intérieur du corps, **des pieds jusqu'en haut de la tête, comme une vague montante**.
Quand **l'expiration** arrive, faites le chemin en sens inverse, **de la tête jusqu'aux pieds, la vague redescend**.

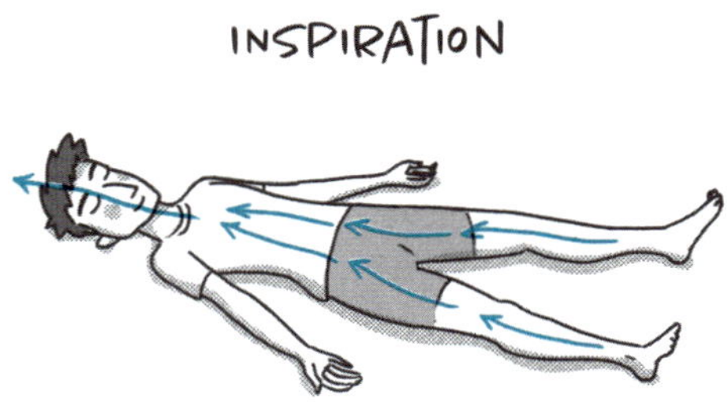

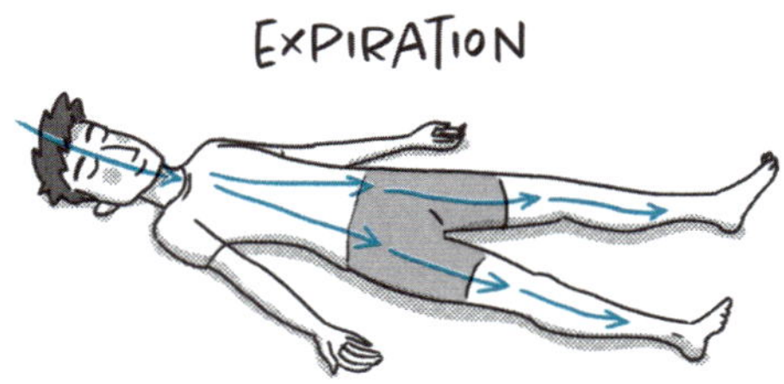

L'image de la vague est intéressante, mais si elle ne vous convient pas, vous pouvez imaginer un souffle d'air ou un rayon lumineux, qui se déplace en vous de la même façon.

Il est possible que vous ayez l'impression que le mouvement intérieur se fait par saccades, qu'il ne s'écoule pas assez régulièrement. **Cela s'arrangera avec la pratique**.

Décontractez-vous, assurez-vous que vos épaules sont relâchées, et cherchez la régularité du souffle et du déplacement intérieur.

Trouvez peu à peu la fluidité intérieure, laissez couler le souffle comme de l'eau, dans un sens, dans l'autre... Devenez liquide. **Ne forcez rien !**

Entrez dans un rythme où vous vous sentez parfaitement bien, comme bercé par l'océan. L'inspiration monte, l'expiration redescend. Vous vous sentirez balayé par un grand mouvement de circulation dans tout votre corps, circulation de la conscience et donc de l'énergie de vie en vous.

EXPÉRIMENTER ENCORE LE DÉPLACEMENT DE LA CONSCIENCE/ÉNERGIE

Quand vous serez parfaitement à l'aise avec cette façon de respirer, essayez, à l'inspire, d'aller au-delà de la tête et, à l'expire, d'aller au-delà des pieds. **Sans faire d'effort**, vous installerez naturellement de petites suspensions de souffle, poumons pleins et poumons vides. Ce qui n'est pas du tout la même chose que de bloquer sa respiration ! Une fois encore, lâchez le volontarisme qui nous est habituel, pour essayer de redonner sa liberté au souffle. Cultivez la patience et la bienveillance.

Arrêtez après une expiration et appréciez la qualité de votre ambiance intérieure.
La légèreté ressentie et la sensation de desserrement (ou de dilatation) tiennent au fait que votre conscience est entrée en contact avec votre **corps énergétique**. Enregistrez cette nouvelle perception.

Nous ne sommes pas toujours en position allongée ou debout : vous pourrez expérimenter la respiration de la vague dans la position assise, ou avec les jambes repliées si vous vous mettez dans un cylindre de lumière, traversé par votre conscience et votre souffle.Une fois que vous aurez bien assimilé cette pratique, essayez de varier le chemin de votre conscience : par exemple, laissez le flot de la vague balayer tout l'avant du corps en remontant et descendant ; ensuite, tout l 'arrière du corps.

Voici une autre variante :

Inspirez en remontant la vague du pied gauche au sommet de la tête, puis redescendez en expirant dans tout le côté droit jusqu'au pied droit. Remontez par le côté droit à la nouvelle inspire, et du sommet de la tête, écoulez-vous à gauche jusqu'au pied gauche à l'expire. Continuez dans ce flux alterné d'un côté à l'autre. Ajoutez l'intention d'**équilibrer les deux moitiés du corps**.

Ou encore :
Toujours en suivant votre respiration, montez des pieds à la tête à l'inspire, descendez dans les bras jusqu'aux mains à l'expire. Remontez des mains au sommet du crâne à la nouvelle inspire puis écoulez-vous dans tout le corps jusqu'aux pieds à l'expire. Ceci forme un cycle à reprendre.

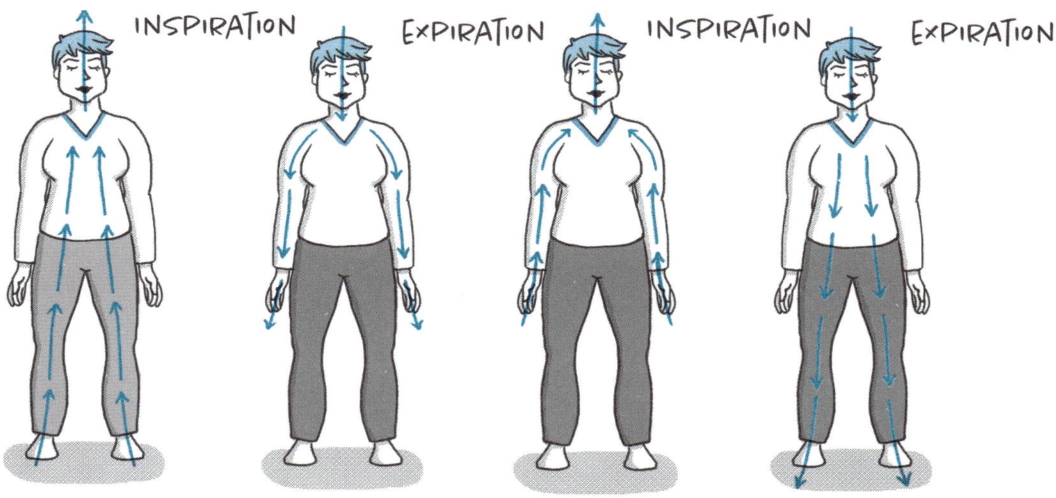

BASES POUR LE YOGA DE L'ÉNERGIE

Faites l'expérience quand vous mettez votre conscience dans un lieu précis de votre tronc, que la respiration a tendance à s'y installer toute seule. Ainsi, vous pouvez aller respirer entre vos omoplates, dans vos lombaires, sur un côté... Ce faisant, vous allez simultanément y amener un **flot d'énergie salutaire**. Votre intention fera le reste.

Par exemple, si vous êtes dans un étirement difficile, essayez d'aller mettre votre respiration dans les muscles sollicités, même dans une jambe. Présence, attention, intention de détente et respiration se conjuguent alors avec une circulation de l'énergie devenue possible.

Dans les postures de yoga, utilisez le déplacement de la conscience : en plus d'une aide pour contenir le mental, vous pourrez découvrir que vous avez la possibilité de tenir la posture plus longtemps et de lâcher prise plus facilement.

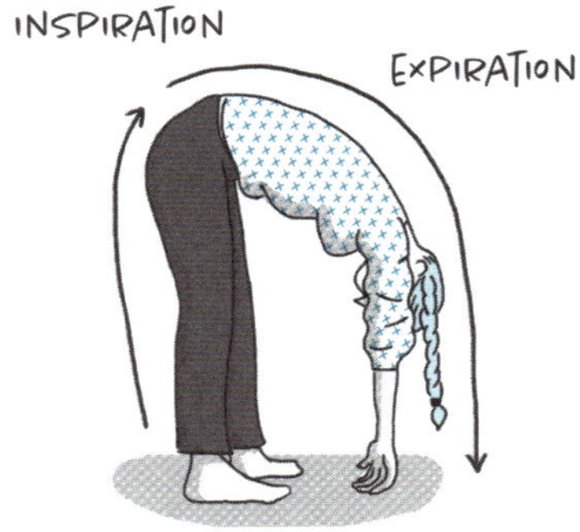

Voici, de façon extrêmement succincte, quelques exemples supplémentaires :
En flexion debout, inspirez en remontant des talons dans tout l'arrière des jambes jusqu'au coccyx, comme s'il était hissé vers le plafond ; à l'expiration lâchez tout le poids du buste, des bras et de la tête vers le sol. Le coccyx comme suspendu au plafond, sentez votre ventre se rapprocher peu à peu de vos cuisses.

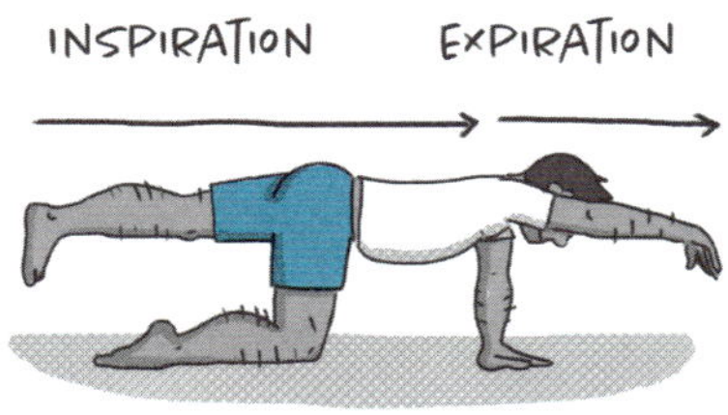

En partant de la posture à quatre pattes, prenez le temps de vous ancrer dans le sol (paumes et genoux), comme un quadrupède.
Après une phase en dynamique (inspire : montez bras et jambe en diagonale à l'horizontale ; expire : revenez à quatre pattes, alternez à chaque respiration), restez dans la posture en diagonale.
Vous pouvez aussi installer votre respiration de la vague dans l'étirement horizontal, soit en inspirant du pied à la main et retour à l'expire, soit en inspirant du pied jusqu'au cœur et en expirant du cœur vers la main. La jambe et le bras s'allègent et flottent dans l'espace horizontal.

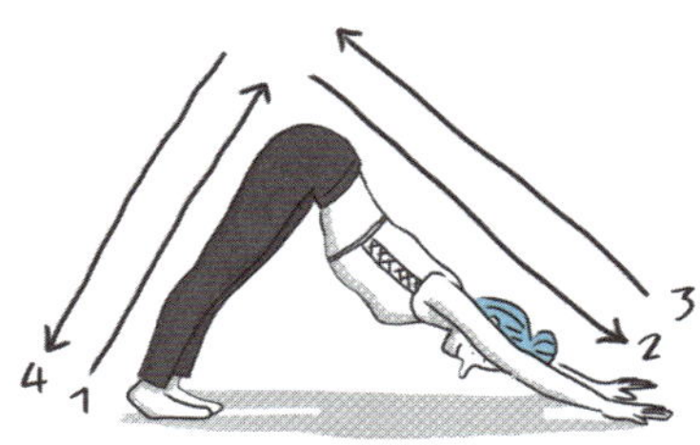

Dans la posture du chien qui s'étire, vous pouvez enchaîner les respirations en vous promenant sur la face arrière du corps, l'inspire montant d'un côté, l'expire redescendant de l'autre, bien dans les appuis.

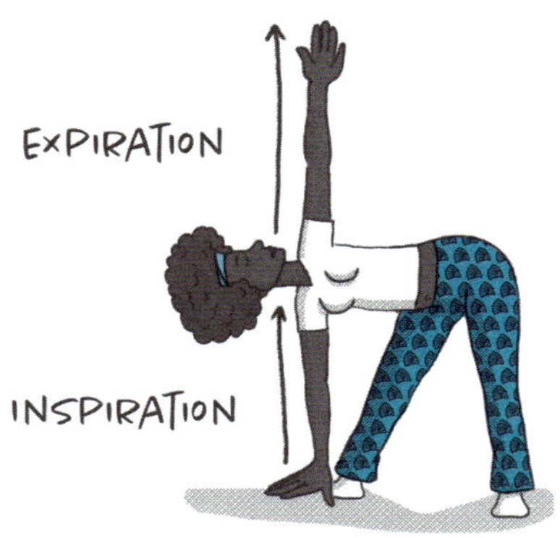

Cette façon de vivre les postures vous permet aussi de faire travailler votre créativité, en étant toujours plus dans la sensation. Par exemple, dans cette position en triangle (les deux pieds écartés au sol, une main au sol et l'autre étirée vers le ciel), vous pouvez laisser circuler l'énergie de la main au sol à la main au ciel soit directement sur une inspiration, soit en vous arrêtant, poumons pleins dans la poitrine. Vous pouvez choisir de continuer dans cette même direction terre-ciel, ou bien sentir que, pour vous, il est évident que vous voulez redescendre ciel-terre.

Et pourquoi pas ? L'inspiration peut monter dans les trois points d'appui, le bras et les deux jambes, et l'expiration monter vers le ciel dans le bras. Laissez faire ce qui vient, non pas mentalement, mais dans le corps.

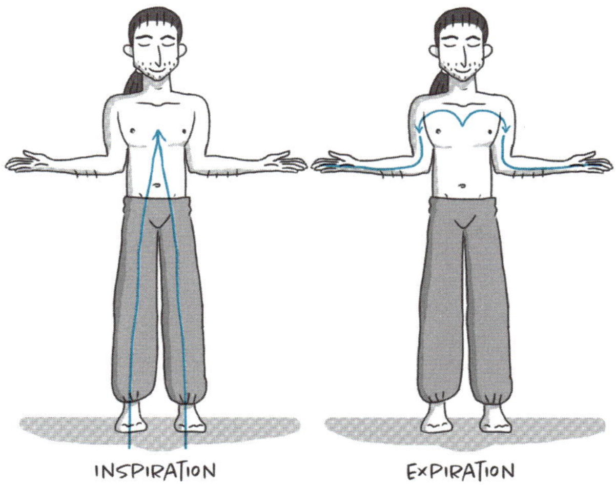

La posture de la force (qui n'est pas la force physique !) bénéficie aussi d'un déplacement de la conscience.
Bien enraciné entre terre et ciel, les coudes contre le corps et les paumes tournées vers le ciel, laissez monter, en inspirant, la force de la Terre jusqu'au cœur. En expirant, laissez-la s'écouler jusque dans vos mains ouvertes. Continuez et appréciez la détente qui s'installe peu à peu dans vos bras et dans tout votre corps. Goûtez la **fluidité**.

Plus vous pratiquerez cette respiration de la vague, ce déplacement intérieur du regard ou de la conscience, plus vous sentirez ses effets. Et vous pourrez découvrir que : « là où va la conscience, l'énergie va ».

Mais ce n'est pas tout : dans une pratique de yoga il est important de laisser faire l'énergie : **lui laisser le temps de s'activer après une posture**, de se mettre en mouvement « comme elle veut » dans tout le corps. L'énergie ne s'écoule pas uniquement dans les méridiens : ce sont les courants principaux, bien sûr, mais vous pourrez sentir que toutes les cellules de votre corps sont traversées par un flot d'énergie.

Le temps de pause qui suit permet, en quelque sorte, de laisser infuser la posture. Une observation fine permet d'apprécier cette phase essentielle.

Si l'on commence à devenir un peu plus précis, voici les circuits (encore vagues) des énergies montantes et descendantes dans le corps : l'énergie part des gros orteils, passe sur la face interne des jambes, au-dessus des seins et arrive par l'intérieur des bras jusqu'aux doigts (méridiens Yin).
Elle part des doigts sur l'extérieur des bras et descend dans les jambes par l'extérieur jusqu'aux petits orteils (méridiens Yang).

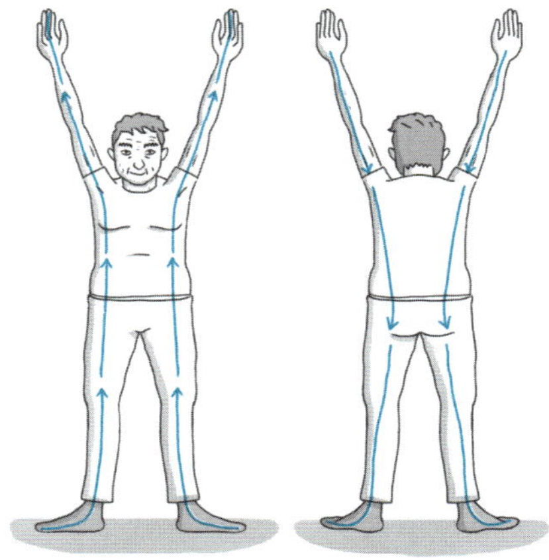

Au-delà de ces quelques bases de travail, tout un monde s'ouvre avec les pratiques complexes du Yoga de l'Énergie[1].

« Parallèlement à l'utilisation de nos sens et de notre attention, le développement des sens subtils se réalise progressivement au fur et à mesure de la pratique. C'est un point capital du Yoga de l'Énergie.

Ces sens subtils permettent de saisir et d'apprécier les diverses ambiances vibratoires qui nous révèlent notre état d'être. C'est grâce au développement de cette faculté que nous pourrons accéder aux plans subtils qui nous constituent avec le corps dense, le corps de chair.[2] »

Tout à l'heure nous avons pris l'énergie de la Terre et du Ciel, à présent nous savons que le déplacement de la conscience crée un mouvement d'énergie dans le corps physique et nous relie à l'Énergie universelle.

En effet, si votre conscience va au-delà des limites du corps, elle rejoint la grande Énergie de la Création, de cet espace qui nous entoure et qui nous dépasse infiniment.

Voyons maintenant d'autres façons simples de se recharger en énergie.

1 Je vous conseille les ouvrages de Roger Clerc parus au Courrier du Livre.
2 Roger Clerc, *Manuel de yoga*, Le Courrier du Livre, 2019.

CHAPITRE 5

La respiration et le prana ; se recharger en prana

QU'EST-CE QUE LE *PRANA* ?

Prana est un mot sanskrit qui, dans la conception indienne du monde créé, évoque **l'énergie de vie**, présente dans toute la Création, la force vitale universelle et individuelle. La science moderne a redécouvert à sa manière cette réalité, déjà connue des sages de l'Inde ancienne.
Le *prana* anime toute chose, tout être vivant : il est donc présent dans l'air aussi.

Quand nous mangeons, quand nous respirons, notre corps physique est maintenu en vie par les aliments, par l'oxygène. Mais pas seulement : aliments et air apportent du *prana* au corps. Cette idée peut éclaircir le fait étonnant, si l'on y réfléchit, qu'il suffit de quelques bouchées avalées pour que nous retrouvions de l'énergie, et ce avant même que les nutriments aient pu passer dans nos cellules.

Quant à la respiration, elle nous recharge elle aussi en énergie sans que nous en ayons conscience. Le yoga sait utiliser la respiration et la conscience pour intensifier le flux d'énergie dans le corps.

QU'EST-CE QUE LA RESPIRATION PRANIQUE ?

Pour l'expérimenter, il est préférable de se situer dans un lieu où l'air contient beaucoup de *prana*. Un espace ouvert, où l'air et le soleil sont en abondance.
Ainsi, une salle fermée, obscure, avec de l'air recyclé, contient peu de *prana* (bureau, salle de cours, chambre d'hôpital), ce qui est source de fatigue.
Par contre, nous avons tous fait l'expérience d'un lieu de nature où, comme on le dit, « l'air est bon ». Montagne, plage, jardin ensoleillé... Instinctivement, nous ouvrons les narines pour inspirer « à fond » cet air chargé de *prana*.

Installez-vous tranquillement, pour prendre tout votre temps.
Éveillez la sensation de vos deux narines, en jouant à les ouvrir, à les dilater par à-coups. Puis ressentez sur le pourtour de vos narines le passage de l'air qui entre, de l'air qui sort. Quelle est la différence de température ? Prenez le temps d'entrer dans vos sensations.

Continuez jusqu'à ce que votre respiration s'installe dans la régularité, jusqu'à ce que vous sentiez mieux le passage de l'air à l'intérieur du nez ; et même le frottement de l'air contre les parois internes du nez. Celles-ci semblent se réveiller, devenir plus présentes, la cavité intérieure du nez paraît plus large, plus dilatée. Prenez bien le temps de cet éveil interne.

À présent, vous allez rajouter le sens de l'odorat : narines ouvertes, humez l'air comme s'il était chargé de parfums que vous cherchez à capter. Comme vous humeriez une fleur ou une bonne odeur de cuisine. Prenez conscience que cette intention modifie votre façon d'inspirer.

Observez que votre respiration devient peu à peu plus longue, plus fine, plus douce : plus subtile. L'air remonte jusqu'à la partie haute du palais, entre les sourcils, là où se trouvent les cellules olfactives.
Vous voici en respiration pranique.

Pour vous recharger sur ce plan pranique, utilisons une image : le *prana* est de l'énergie (mais ça reste bien abstrait), aussi l'image de la lumière va nous aider (énergie et lumière sont très proches).
Évoquez autour de vous le *prana* sous forme de petites particules lumineuses, d'étincelles qui flottent dans l'air. **En inspiration pranique, tirez ces particules dans votre nez, en expirant, envoyez-les se diffuser dans tout le volume intérieur de votre corps, dans toutes les cellules.**
Après quelques inspirations et expirations praniques, cessez la pratique et retrouvez votre respiration naturelle : et appréciez les sensations de vie, la vibration interne, l'ambiance à l'intérieur du corps.

Une autre façon de faire :

En inspiration pranique, ressentez cette fois que vous tirez les particules lumineuses directement vers l'intérieur du corps depuis la surface de votre peau : tous les pores de la peau « aspirent » le *prana*. En expirant, sentez que ce que vous avez capté se répand dans tout votre espace intérieur.

Si l'image des étincelles flottant dans l'air ne vous parle pas, essayez autre chose : vibrations, sons, couleurs ou tout autre élément qui vous vient spontanément.

Encore une fois, ne faites pas cette pratique dans une pièce fermée, mais bien dans la nature (au minimum un jardin).

Une autre expérience à vivre :

En position allongée, avec un petit soupir, relâchez votre ventre, laissez tomber le poids de votre corps, détendez-vous. La respiration abdominale s'installe tout naturellement : ne forcez rien, observez simplement votre ventre qui se soulève tout seul puis s'abaisse, naturellement, tranquillement. Maintenez votre attention sur ce mouvement et entrez dans la sensation qui vient : en inspirant, ça se gonfle, ça se dilate ; en expirant, ça revient.

À l'inspire : expansion ;
À l'expire : retour.

Continuez encore, jusqu'à ce que vous sentiez clairement ce double mouvement. Quand il est bien établi, dans la détente toujours, étendez la sensation à l'ensemble du corps.

À l'inspire, tout le corps se dilate, s'élargit, se remplit d'air ;
À l'expire, tout revient au point de départ.

Pratiquez pendant deux ou trois minutes, laissez-vous respirer **dans tout le corps**. Quand vous arrêtez la pratique, accueillez les sensations, sans chercher ni imposer de sensations particulières.
Il n'y a rien à imaginer.

Vivez votre corps dans son volume, sa largeur, sa longueur. Comment le ressentez-vous ? Soyez plus précis, plus curieux. Soyez totalement présent à vous-même.

Quelle est la qualité de votre sensation globale, quelle légèreté, quel espace ?

Vous êtes entré en contact avec votre corps d'énergie. Et votre respiration va pouvoir prendre le nom de ***Souffle***.

RESPIRER DANS TOUT LE CORPS ET SENTIR SON CORPS D'ÉNERGIE

Au-delà de cette découverte, vous avez aussi, par la force de l'intention, la possibilité d'élargir votre champ de conscience : se recharger en *prana* est intéressant bien sûr, mais si vous y apportez **l'intention** de vous ouvrir et vous relier à la vibration de la Vie autour de vous, à l'énergie cosmique et universelle, vous entrez dans la possibilité de relativiser les difficultés de votre petit Moi, voire de les apaiser.

Entrez dans votre vastitude intérieure.

Cette notion d'énergie pranique nous amène à comprendre que nous ne sommes pas isolés, que nous faisons partie d'un tout, que notre vision humaine est limitée. Nous ne voyons pas les ondes d'énergie et donc nous n'avons pas forcément conscience des champs énergétiques. Seule l'expérience sensitive permet d'aborder ces réalités subtiles.

La respiration pranique peut nous amener à la conscience d'être reliés au Vivant, à l'Infini, à plus grand que soi, quels que soient les mots que vous préfériez. Notre monde matérialiste s'est détourné de cette dimension, mais les chemins spirituels l'y ramènent.

Ainsi, notre fonction respiratoire peut être abordée **selon différents niveaux de conscience** :

• Pour commencer, comme une nécessité physiologique. Bien se recharger en oxygène, par souci de santé ou dans l'effort physique.
Respirer pour faire vivre le corps. Respirer pour le détendre.

• On peut aussi envisager la respiration comme un échange constant entre deux espaces : espace extérieur et espace intérieur. Une alternance qu'il faut chercher à équilibrer, entre des paires d'opposés :

- Accueillir/Laisser partir
- Recevoir/Donner
- Prendre/Lâcher

• Ensuite, on peut élargir notre point de vue, sachant que ce qui réunit les êtres vivants c'est cet air partagé, cet espace extérieur partagé, la dimension horizontale. Les Indiens parlent des trois mondes : celui de la Terre, celui du Ciel et celui de l'Air, de la couche atmosphérique dans laquelle nous évoluons avec les autres espèces, animales, végétales...
Respirer pour se sentir relié à notre monde terrestre.

• Enfin, comme nous l'avons vu, la respiration pranique nous emmène dans le plan énergétique, dans le champ de la Vie universelle qui anime la Création.
La respiration devient Souffle.

CHAPITRE 6

Se détendre pour que l'énergie circule

APPRENDRE À LÂCHER LES TENSIONS

Vous avez pu expérimenter qu'il est possible de respirer dans tout le corps, en utilisant la sensation, la présence et la conscience. Au fil de la pratique, un nouveau contact avec l'espace intérieur va se créer, une autre façon de percevoir son corps vivant : la possibilité de se détacher de l'image extérieure, si importante dans notre société, et d'établir un lien concret avec ce que nous sommes en réalité, indépendamment de tous les rôles que nous jouons dans notre vie.

Actuellement, on redécouvre l'importance d'être connecté à son corps, à sa respiration, à ses sensations et émotions. Tout un travail reste à faire pour renouer avec ce que nous sommes en profondeur, ce que nous avons perdu avec le stress, la précipitation, la culpabilité, et tant d'autres facteurs de notre vie « moderne ». Notre mental tourne en boucle, consommant beaucoup trop de notre énergie vitale.

« Le mental est un bon serviteur, mais un mauvais maître[1] » ; apprenons donc à l'utiliser dans la **bienveillance avec nous-mêmes**.

Continuons dans notre redécouverte du corps sensible. Nous sommes tous noués par des tensions profondes, accumulées depuis notre enfance. La première chose que nous pouvons faire, c'est d'en prendre conscience. Un travail de relaxation est essentiel pour cela ; observation et respiration sont les outils nécessaires.

IMPORTANCE DE LA RELAXATION

Pour commencer, prenez l'habitude de **réveiller votre corps animal, de vous étirer, de bâiller**, en dépit de toutes les injonctions reçues pendant notre enfance, selon les règles d'une bonne éducation. Le résultat est que notre corps ne sait plus s'exprimer avec spontanéité, et qu'il nous faut partir à la recherche de notre instinct. Si vous avez un animal chez vous, vous avez le meilleur professeur possible. Regardez comment un chat s'étire, en particulier, avec quelle jouissance il allonge une patte, l'autre... puis bâille. Retrouvez ces réflexes bénéfiques ! Votre entourage sera peut-être un peu surpris, mais s'y habituera vite, si vous observez une certaine discrétion. Et vous retournerez ainsi facilement dans votre corps rafraîchi.

Voici une proposition de relaxation :

Déposez votre corps sur un tapis ou un lit et commencez par desserrer votre ventre, par libérer la **respiration abdominale** – ce qui se fait souvent spontanément, avec un soupir.

1 Bouddha.

Puis descendez vers vos pieds... vos mollets... vos cuisses... en sentant leur poids, leur volume ; la longueur de vos deux jambes, qui s'alourdissent de plus en plus, les hanches se relâchent, les pointes des pieds tombent vers l'extérieur.

Appréciez l'étalement de vos muscles fessiers et sentez que la région lombaire peut se détendre, se décontracter. Le ventre respire toujours, librement...

Sentez ensuite tout le contact du dos, sa largeur ; la zone haute des omoplates (éloignez un peu les bras du corps, paumes vers le ciel).

Lâchez tout le poids du bras gauche : épaule, coude, main... tout le poids du bras droit, épaule, coude, main... les deux bras très lourds, abandonnés à la pesanteur...

Enfin sentez le poids de votre tête, et peut-être peut-elle s'alourdir un peu plus encore...

Globalement, **tout le poids du corps**... À chaque expiration, entrez dans la sensation que votre corps descend vers la Terre, s'enfonce peu à peu dans le tapis ou le lit.

Amenez votre attention à votre **visage**. Observez ses tensions habituelles, et commencez par desserrer vos mâchoires, libérer la langue dans la bouche, mettre de l'espace dans la cavité de la bouche. Tout le bas du visage se relâche...

Remontez vers le front ; laissez-le devenir comme un grand lac paisible, sans une ride... un grand plan d'eau dont les rives (les tempes) s'éloignent, s'élargissent...

Tout se desserre, jusqu'à l'intérieur du crâne...

Décrispez les sourcils... laissez vos paupières se déposer avec légèreté sur vos yeux, comme des pétales de rose... lâchez le poids de vos globes oculaires, sentez-les descendre vers l'arrière du crâne... votre tête est de plus en plus lourde.

Revenez dans la **globalité du corps**, il continue à se déposer et s'enfoncer à chaque expiration.
Se détendre, c'est faire confiance. C'est abandonner son corps physique à la pesanteur, c'est se laisser accueillir et porter comme un nouveau-né dans les bras de ses parents. Observez : quelles sont vos résistances, dans quelle partie du corps, qu'est-ce qui est serré, suspendu en l'air ? Prenez conscience, de plus en plus, de vos tensions profondes, apprenez à les détendre, puis à les lâcher.

SHÛNYAKA

À présent, tournons notre intention vers la respiration, trouvons le chemin vers « ***Shûnyaka*** ».

C'est une **suspension de souffle, poumons vides, qui ne doit en aucun cas être installée par la contrainte, en forçant**.

Expérimentez l'une de ces deux pratiques pour la trouver :

- Pratiquez la respiration de la vague et, quand vous serez parfaitement à l'aise avec cette façon de respirer, essayez, en inspirant, d'aller au-delà de la tête, et, en expirant, au-delà des pieds. **Sans faire d'effort**, vous installerez ainsi naturellement de petites suspensions de souffle, poumons pleins et poumons vides. Lâchez ensuite votre respiration de la vague et concentrez-vous sur la possibilité de se poser en fin **d'expiration**.

- Ou alors, laissez venir une profonde inspiration, suivie d'un profond soupir. Observez comme c'est agréable, cette sensation de laisser (enfin !) les poumons se vider complètement. On n'est plus du tout pressé d'inspirer, on attend que l'inspiration redémarre toute seule. Celle-ci est toujours spontanément abdominale.
Essayez donc, sans forcer, de ne pas raccourcir votre expiration, de la laisser plutôt se poser. On peut avoir la sensation que tout le corps se dégonfle, comme un matelas pneumatique dont on enlève le bouchon ; d'ailleurs, si vous observez la cage thoracique, logiquement, vous pourriez percevoir la descente du sternum de façon très évidente. Vérifiez que votre sternum n'est pas resté un peu « suspendu en l'air », accompagnez-le dans sa descente.

Quand vous expirez, imaginez que vous descendez à l'intérieur de vous comme si vous étiez sur un toboggan ; en général on ne s'arrête pas au milieu d'un toboggan. Ne forcez pas, mais laissez-vous descendre de plus en plus jusqu'au bout du toboggan.

Essayez cette nouvelle façon de respirer comme une expérience intéressante, **comme un jeu**, avec détachement. L'inspiration se présentera d'elle-même (c'est un réflexe), sans forcer. Accueillez-la ; votre ventre se gonflera tout seul pour une nouvelle inspiration. Laissez venir, accordez-vous du temps.

Ni impatience, ni somnolence.

Si c'est difficile, une seule voie : la persévérance ! Le résultat en vaut bien la peine.

« Shûnyaka, c'est le temps spécifique de la relaxation, de la réceptivité et de l'intériorisation. Elle développe une position passive, un lâcher-prise et l'abandon de sa volonté personnelle. On est d'ailleurs incapable de placer Shûnyaka si le mental est trop actif ou si on est entraîné dans l'émotion.

Par l'élimination des blocages, la suspension du souffle poumons vides permet l'assimilation et accélère les échanges énergétiques et physiques.

Shûnyaka conduit au contact avec l'être intérieur, apporte la stabilité qui naît de la paix, du retrait de l'action. »

Patrice Godart, *Apaisez votre mental : Yoga sans postures*, Amrita, 1998.

Il existe tout au fond de chaque être humain une zone de calme parfait, de paix profonde, un espace intérieur où tout est bien, apaisé.
L'expiration est un chemin qui peut nous y mener. Avec *Shûnyaka*, prenez ce chemin vers votre profondeur, vers votre être essentiel, celui qui est recouvert par tant de couches de tensions et de conditionnements accumulés au fil de notre vie.
Les Indiens utilisent l'image d'un miroir rendu opaque par la poussière des années, qu'il faut nettoyer de son encrassement pour lui redonner sa capacité originelle à refléter la lumière et le réel.

Sur un plan physiologique, **la respiration et le système nerveux sont intimement liés** : à un mental agité correspond une respiration courte, rapide, tandis qu'une respiration paisible, régulière, longue apporte le calme au système nerveux.
Le **double fonctionnement sympathique/parasympathique** de celui-ci pourrait être comparé aux fonctions accélérateur/frein d'un moteur de voiture : « L'orthosympathique est l'accélérateur, le parasympathique est le frein », dit l'ostéopathe Benjamin Loire, « et ce qui nourrit le parasympathique, ce sont les sensations ».

Dans notre monde de stress, voici une motivation supplémentaire pour accorder bien plus d'attention au riche éventail de nos perceptions sensorielles, pour être davantage présent à notre corps.

QUAND LES TENSIONS SONT RELÂCHÉES, L'ÉNERGIE CIRCULE MIEUX DANS LE CORPS

L'intériorisation et le bien-être apporté par la relaxation permettent de se sentir mieux en mieux dans son corps (oubliez l'aspect extérieur !), ce qui stimule le désir de continuer dans cette voie. Ne ratez aucune occasion de vous relaxer, même brièvement, et de retrouver le bien-être en vous.

Pour cela, utilisons consciemment **la mémoire du corps**. Quand vous expérimentez une sensation de profonde détente, par le moyen que vous voulez (ou pouvez) – relaxation, musique, massage, thérapie corporelle... Prenez le temps de sentir, de savourer cet état, de vous en imprégner : enregistrez-le dans la mémoire du corps. Peu à peu, la sensation restera vivace dans votre conscience : il suffira de vous rappeler cet état pour que le corps en retrouve le chemin.

Il est facile de comprendre que nous sommes là aussi dans une perspective de santé. Un « blocage » énergétique est en général source de problèmes physiques et psychiques. Il ne manque pas de thérapies pour se pencher sur ces blocages, mais il est sage de ne jamais oublier qu'un travail sur le corps est toujours incontournable. Tout est inscrit en lui.

« Le mal-être ne se guérit pas avec la tête, mais avec le corps[1]. »

Il existe bien des façons d'établir le contact avec notre espace intérieur, en entrant profondément dans les sensations du corps. La difficulté étant, comme toujours, de maintenir son attention fermement présente.
Pour cela, le jeu du « scan intérieur » peut être un appui intéressant. C'est devenu un exercice classique de la méditation de pleine conscience, vous le trouverez sans peine sur Internet.

En voici cependant un exemple appelé « rotation de conscience » en yoga nidra :
Il consiste, en position confortable et détendue, à venir habiter tout le volume intérieur du corps : portez votre conscience, votre présence, dans le pouce de votre main droite... laissez-la s'écouler dans votre index... votre majeur... annulaire... auriculaire... paume de la main... dos de la main... poignet... avant-bras... coude... haut du bras... épaule... aisselle... côté droit... taille à droite... hanche droite... cuisse... genou... mollet... cheville... talon... plante du pied... gros orteil droit... deuxième orteil... troisième... quatrième... cinquième orteil...

Puis le même cheminement dans le côté gauche...

Remontez sur la face arrière : les dix orteils... les plantes des pieds... les talons... les mollets... l'arrière des genoux... l'arrière des cuisses... les fessiers... le sacrum... la colonne vertébrale du bas jusqu'en haut... l'omoplate droite... l'omoplate gauche... l'arrière de la tête... le sommet de la tête...

Puis redescendez sur l'avant de votre corps : le front... les tempes... sourcil droit... sourcil gauche... œil droit... œil gauche... joue droite... joue gauche... le nez... le bout du nez... oreille droite... oreille gauche... lèvre supérieure... lèvre inférieure... la langue... le menton... la gorge... clavicule droite... clavicule gauche... poitrine droite... poitrine gauche... haut de l'abdomen... nombril... bas de l'abdomen... aine droite... aine gauche... cuisse droite... cuisse gauche... genou droit... genou gauche... mollet droit... mollet gauche... cheville droite... cheville gauche... pied droit... pied gauche... orteils droits... orteils gauches... **tout le corps... TOUT LE CORPS**.

Appréciez.

Pratiquez régulièrement, et découvrez les bienfaits de cette « visite » intérieure.

---

1 Yasmine Liénard, *Le Monde*, 2019.

CHAPITRE 7

Bienveillance envers son propre corps

À partir de là, nous pouvons développer notre **bienveillance envers nous-mêmes, et surtout envers notre corps.**

LA DOULEUR

Observons : quand le corps se rappelle à nous par une douleur, quelle est notre réaction naturelle ? Le refus, la contrariété, le désir que cela cesse... ce qui est bien naturel. Imaginons plutôt que notre réaction soit remplie d'empathie, de patience ; que nous soyons **avec** la douleur, et non pas **contre elle**. La douleur est là seulement pour nous signaler que l'énergie ne circule plus, qu'elle rencontre un nœud, un « bouchon ».

En présence d'une douleur physique, il est intéressant d'observer ce qui se passe. Le réflexe naturel est de refuser la douleur, de se contracter globalement, voire même de bloquer la respiration. Ce qui ne fait qu'empirer les choses.
La conscience va encore une fois permettre de vivre la situation autrement. Si vous ramenez votre attention dans le reste du corps, vous pouvez décider de libérer votre respiration, de détendre vos épaules, votre visage, vos lombaires, ou autres lieux de tension ; bref, de modifier peu à peu le **réflexe de crispation**.
Cela permet aussi de **défocaliser** l'attention, en la mettant ailleurs que dans le lieu de la douleur. Plus vous cherchez à vous décontracter et à bien respirer, et mieux vous supportez la douleur.

Cet apprentissage sera très utile aux femmes enceintes et modifiera leur approche des contractions de l'accouchement[1].

ÊTRE AVEC SON CORPS, LA NON-VIOLENCE DU YOGA

Ensuite, expérimentez : **envoyez de la conscience, de l'amour,** à l'élément du corps qui souffre d'un blocage d'énergie, que ce soit une épaule, un genou, le foie, les dents...

Vous installez toute **votre attention et votre présence aimante** dans ce lieu, vous y respirez, comme si l'air entrait et sortait directement par ce point du corps.

Vous pouvez aussi y faire circuler l'énergie mentalement, comme vous l'avez appris avec la respiration de la vague.

Une fois de plus, faites l'effort de maintenir votre attention un peu plus encore, avec empathie, avec cœur. Comme un flot d'énergie bienfaisante, laissez couler en vous tout votre amour vers cette partie de vous-même.

1 Voir les livres de Martine Texier, *L'attente sacrée* (2009), et *Accouchement, naissance : Un chemin initiatique* (2012), Souffle d'or.

Nous devrions remercier notre corps chaque fois qu'une douleur s'y manifeste : il nous demande de penser à lui, de lui donner une considération autre que l'intérêt pour notre apparence extérieure. Il nous invite à nous réunifier, intérieur et extérieur, à écouter et agir comme nous le ferions avec une personne qui nous est chère, et dont nous prenons soin. Avons-nous autant de compassion pour notre corps que pour celui d'un être aimé ?

« Prends soin de ton corps, pour que ton âme ait envie d'y rester[2]. »

Pour se développer, cette bienveillance doit devenir un réflexe dans la vie quotidienne : telle position inconfortable, trop de précipitation, un geste en tension, les épaules remontées, la respiration qui se bloque ; observez votre ressenti (qui est toujours juste) et trouvez comment éviter ce qui est nuisible à votre corps.

Un des principes fondamentaux du yoga est la **non-violence**, envers soi-même et envers les autres.

« La non-violence avec soi-même, c'est d'abord ne pas se faire mal, bien sûr. Mais c'est aussi, plus profondément, ne pas faire violence à notre Être intérieur : "il faut", "je dois" nous empêchent d'être reliés à notre Être profond, et entraînent souffrance, colère et agressivité. Au contraire, accepter le corps que l'on a nous ouvre au plaisir et à la joie[3]. »

Essayez, par exemple, un étirement de l'arrière des jambes tendues, en essayant de toucher vos pieds avec vos mains ; la tentation est grande de forcer, comme on nous a appris à le faire. Sans surprise, une douleur arrive assez rapidement.

Changeons d'attitude, et entrons en empathie avec les muscles, dans la conscience de ce qui se passe : les fibres musculaires ont besoin d'un certain temps pour s'allonger. Si nous respectons ce temps nécessaire, si nous sentons ce qui est possible dans l'instant, ce qui se passe dans les muscles, **en respirant, en laissant agir la pesanteur, sans forcer,** alors le buste descend peu à peu. Nous accompagnons le corps, nous sommes « avec lui » ; ainsi, nous progressons de façon beaucoup plus satisfaisante et efficace, au rythme des expirations qui s'allongent, dans le lâcher-prise.

---

2 Proverbe indien.
3 Éliane-Claire Thiercelin, enseignement oral.

La douleur naît d'une résistance engendrée par notre crispation : lâchez celle-ci et la douleur s'en ira.

Quand on est dans **l'acceptation** de ses limites, donc de la réalité, on arrête d'être **contre** son corps, de lui faire violence. Ce qui n'empêche pas le plaisir du dépassement physique : et c'est alors le mot **« plaisir »** qui est essentiel.

C'est ainsi que le yoga travaille le corps, en excluant toute idée de compétition (avec soi-même, avec les autres) et dans le respect de la Vie en nous.

Comme toujours, ceci est rendu possible par **votre attention, doublée de votre intention.**

NON-VOLONTARISME ET FLUIDITÉ

À propos des postures, le but n'est pas d'arriver à faire comme les voisins de tapis (comme sur les belles photos...), ce qui n'est pas forcément compris quand on débute le yoga. Nous avons été conditionnés à copier un modèle, ça fait partie de tout ce qu'il nous faut abandonner. Notre image de la perfection nous gâche la vie, entretient la culpabilité, alors que nous n'avons qu'une seule chose à faire, c'est d'accepter ce corps que nous sommes ; car nous ne pourrons jamais faire l'expérience d'un autre corps, c'est celui-ci qui mérite toute notre attention et notre bienveillance.

« Ce que vous faites n'a aucune importance, ce qui compte est la manière de le faire, votre attitude intérieure[4]. »

Le chemin plutôt que le résultat. Observez comme nous n'échappons pas à l'autocritique dans nos postures ! L'habitude de se comparer est un poison du mental auquel on échappe bien difficilement. Dans la philosophie du yoga, on apprend à **accepter les choses telles qu'elles sont**, non pas dans la passivité, mais avec l'intention de trouver le chemin de la progression possible – et il y en a toujours un.

Chaque posture est à vivre comme une **expérience**, avec un esprit de curiosité qui ne laisse pas de place au jugement. Qu'est-ce qui est possible pour mon corps, aujourd'hui ?
On apprend à se rendre disponible à ce qui est là, avec beaucoup plus d'écoute, de conscience et de sensibilité, pour accueillir le changement.

4 Jean Klein, *La joie sans objet*, Éditions Almora, 2009.

À partir de cette attitude, de cette disposition intérieure, le geste peut devenir conscient, le non-volontarisme peut s'inviter et la fluidité s'installer.

Si vous pratiquez un sport, une technique corporelle, faites l'expérience de la **fluidité** : le même mouvement peut être fait avec un corps tout en tension, ou bien déployé avec le minimum d'effort.

Expérimentons : ce qu'on appelle les « phrases », en yoga, va nous permettre d'illustrer ces premières découvertes sur le tapis.

TROUVER SA RESPIRATION JUSTE

Nos cours de gymnastique nous ont appris à enchaîner des mouvements en calant la respiration dessus. Le yoga propose exactement le contraire : c'est l'inspiration qui emmène le déploiement des bras, c'est l'expiration qui les ramène.

1) POSITION DE DÉPART

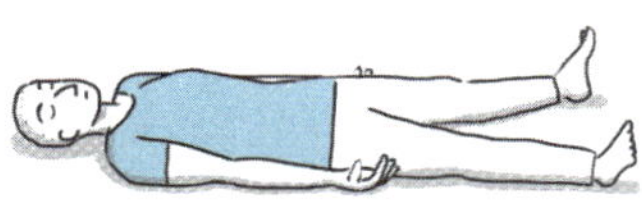

2) INSPIRATION

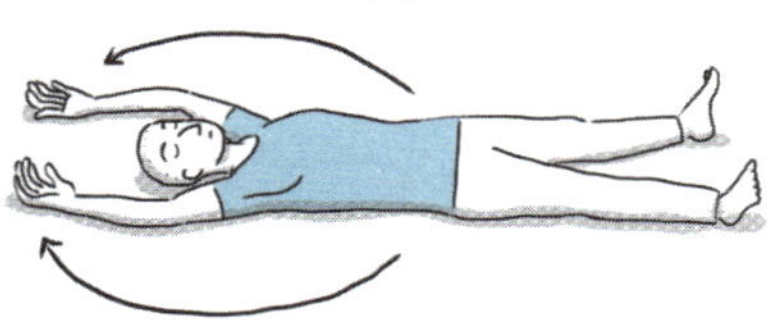

Allongé sur le tapis, jambes déposées au sol (ou repliées, selon le confort de vos lombaires), les bras sont posés le long du buste. Revenez dans le ressenti du corps, au passage de l'air à vos narines.

Vivez une expiration, puis accueillez l'inspiration qui arrive toute seule (c'est un réflexe) et laissez les bras s'ouvrir en traînant sur le sol ; ils arriveront en arrière de la tête à la fin de l'inspiration : **ce ne sont pas les bras qui sont le moteur de la respiration, c'est l'inverse !**

Si vous avez laissé l'inspire s'épanouir dans l'amplitude apportée par le mouvement physique, vous laisserez venir à présent l'expiration (toujours par les narines), qui ramènera les deux bras parallèles, dans l'espace vertical au-dessus du corps au sol. En fin d'expire, les deux bras se retrouveront déposés sur le sol au point de départ, jusqu'au bout de l'expiration. Puis la nouvelle inspiration-réflexe se présentera, entraînant un nouveau mouvement de bras.

L'erreur classique des débutants est d'enchaîner mécaniquement les respirations, ce qui n'est pas le but de l'exercice. **Il s'agit de vous laisser trouver votre juste rythme à vous, ni trop rapide** (gym), **ni trop lent** (essoufflement). Ainsi se développera la conscience plus subtile de soi, la sensibilité corporelle et respiratoire.

Précisons que si vous souhaitez travailler votre respiration ailleurs que sur le tapis, vous pouvez dans toutes sortes de situation **effectuer le mouvement mentalement** : le résultat sera le même, vous aurez la possibilité d'allonger votre souffle de façon juste sans mouvement extérieur.

3) DÉBUT D'EXPIRATION

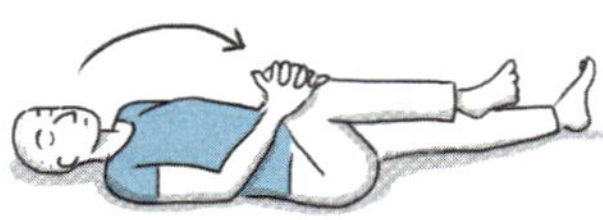

4) FIN D'EXPIRATION

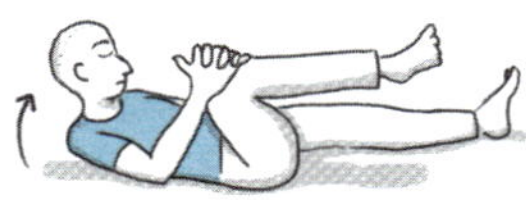

5) INSPIRATION

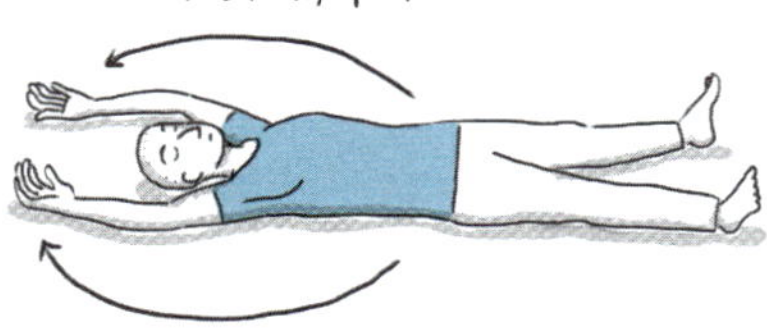

6) EXPIRATION DE RETOUR

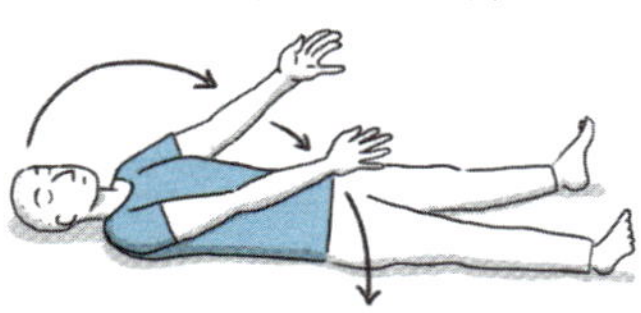

Voici un exemple de « phrase » très simple :
Même point de départ, même inspiration qui ouvre le corps **(1, 2)**. Quand l'expiration arrive, une jambe se replie sur la poitrine tandis que, simultanément, les deux bras reviennent comme précédemment, les mains vont entourer et tenir le genou, le corps se referme en même temps que les poumons se vident **(3)**. Poumons vides, la tête se soulève, menton dans la gorge, s'enroule, front vers genou ; vous ne manquerez pas d'observer qu'il y a encore de l'air qui sort **(4)**.

Nouvelle inspiration : les deux bras repartent en arrière de la tête en même temps que la jambe se rallonge au sol et la tête se repose, on retrouve l'ouverture du corps **(5)**.

Enfin, la deuxième expiration ramène les bras le long du corps, bras parallèles dans l'espace au-dessus, en attendant la prochaine inspiration-réflexe **(6)**.

On change de jambe à chaque fois. Attention, il est facile de décrocher et de reprendre une alternance mécanique de chaque jambe, sur seulement une respiration. Affûtez votre présence et votre attention. Au bout de quelques phrases, **laissez faire le corps**, laissez le mouvement et la respiration s'allonger sans effort.

On explore la sensation que le corps utilise le **minimum d'énergie musculaire** pour se déployer dans la phrase.

À partir de là, le rythme devient juste, la fluidité peut s'installer, l'espace intérieur s'épanouir. Ce sont quelques balises sur la voie du yoga.

LE DOUBLE SENS DE « L'INSPIRATION »

Cet état où nous entrons en contact avec notre intériorité, avec les couches plus profondes de notre être, ouvre également la porte à la **créativité** ; la vraie création vient de plus loin que nous, il faut savoir se mettre dans la disposition d'accueil où elle peut nous traverser, où nous sommes inspirés.

La Terre résiste-t-elle au printemps quand il vient ?

L'état de créativité est quelque chose que vous avez déjà expérimenté : rappelez-vous certaines occasions où vous avez été « transporté » par un paysage de nature, ou par une œuvre d'art, une musique, une peinture, un spectacle ou autre. Où vous avez vécu des émotions particulières, qui vous ont emmené vers un autre espace, une autre réalité ; qui ont ouvert à l'inconnu une partie de vous que vous ignoriez, ou qui n'avait pas eu l'occasion de s'exprimer.

Ces moments de grâce, où nous entrons en contact avec une **énergie créatrice**, nous arrachent à un quotidien pragmatique et nous projettent dans le monde sensitif, **le monde du féminin source de création**.

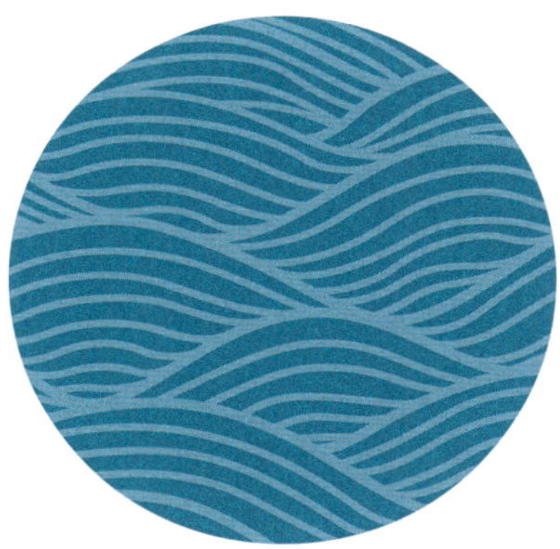

CHAPITRE 8

Énergie féminine, énergie masculine – sentir et agir

ÉCLAIRCISSEMENTS SUR CE QU'EST LE FÉMININ, « ÉTAT SENSITIF »

« *L'état sensitif est le monde féminin*[1]. »

Après des siècles de patriarcat, notre société cherche à redécouvrir et à revaloriser le pôle « féminin », ce qui se fait de multiples façons.

Mais **qu'est-ce que le féminin**, finalement ? Carl Gustav Jung a développé l'idée que **chaque personne possède en elle les deux aspects**, masculin et féminin. Il les a dénommés *animus* et *anima*. Nous ne parlons donc pas des « femmes », ni de la « féminité » telle que la décrivent les clichés véhiculés par les modes, mais du **féminin en tant que pôle complémentaire du masculin**.

De même que le corps possède une symétrie, et donc un côté gauche et un côté droit, la psyché humaine comporte les éléments des deux sexes.

Qu'est-ce qui différencie et caractérise ces deux pôles ?
Très simplement, commençons en regardant la nature : le sexe masculin est extérieur, dynamique, il pénètre dans un espace intérieur. Le sexe féminin, lui, est cet espace intérieur, il sait recevoir, accueillir, capter ; il connaît aussi l'attente de la grossesse. Ce ne sont pas des clichés, mais des réalités physiologiques incontournables.

À partir de là, nous pouvons retrouver des notions de base, présentes dans toutes les sociétés traditionnelles et dans le chamanisme.
Les qualités masculines s'épanouissent dans le monde extérieur, le monde de la survie, de la subsistance, de l'organisation et de l'action, et tendent, en excès, à la compétition, à la guerre.
L'intelligence masculine prévoit, se projette dans l'avenir. Elle est spéculative, tournée vers la réalisation et l'efficacité, vers la volonté de donner une réponse concrète et active.

L'essence du **féminin** est d'accueillir, de recevoir, de capter par les sens des informations subtiles, de saisir de façon globale et intuitive ce qui ne se voit pas forcément, des ambiances, ce qui émane d'une personne, ce qui se joue silencieusement.
L'intelligence féminine est perceptive, proche de l'intuition, de l'imagination. Elle appréhende les choses de manière plus large, plus globale, plus contemplative.
La puissance féminine est une **force fertile et créatrice**, c'est elle qui donne la vie et la matière, et elle est célébrée comme Terre-Mère.
Les pratiques qui développent la sensibilité interne vont dans le sens de retrouver son féminin et de pouvoir l'épanouir.

1 Luis Ansa, *La Voie du sentir*, Le Relié, 2015

LE MASCULIN : CHERCHER L'ÉQUILIBRE

Tout être humain porte en lui les deux aspects. Heureusement, cette conscience commence à se réveiller :

« La féminité, je la vois comme une forme de sensibilité, une aptitude à percevoir les choses. C'est une forme de passivité assumée qui n'est pas à juger. On peut penser que c'est une faiblesse, mais moi, je ne la vois pas comme cela. [...] Nous possédons tous une part féminine et une part masculine, hommes et femmes, et c'est à chacun de trouver son équilibre[2]. »

« On a tellement poussé sur notre côté masculin, vouloir toujours acquérir, conquérir, montrer une force extérieure, être le maître sur la nature et sur le féminin ! Nous ne sommes pas suffisamment en relation avec notre féminin intérieur ! Cela signifie explorer une autre partie de nous pas encore connue, pas encore vécue. Cela veut dire avoir le courage de descendre de notre orgueil de conquérant, aussi bien les femmes que les hommes, et de se tourner vers cette partie cachée de nous-même, mais qui nous permet d'évoluer vraiment. Notre côté féminin, c'est cette partie mystérieuse, cachée, qui accepte d'être disponible, d'être éprise[3]. »

2 Monica Bellucci, dans un entretien accordé à *Le Monde*, 16 février 2020.
3 Juliette Binoche.

À la suite de nos ancêtres, nous avons privilégié, et largement développé, les valeurs masculines. Il est temps de retrouver les valeurs féminines en nous, que l'on soit homme ou femme. L'équilibre est plus nécessaire que jamais. Il revient à chacun de le créer en soi. Il est de notre responsabilité à tous de rétablir cette harmonie intérieurement, ce qui permettra de faire naître, peu à peu, l'égalité des sexes.

Attention, il ne s'agit pas de « la femme », ou de « l'homme », mais bien de ces deux forces que nous portons toutes et tous en nous, et qui sont toutes deux nécessaires à l'équilibre du monde.

« Actuellement, le masculin s'est approprié tous les champs de la pensée, il ne laisse aucune place pour que le féminin pense par lui-même. Cela a des conséquences, bien sûr, car lorsque je suis dans cette pensée masculine, déductive et associative, je suis dans la personnalité, et ma personnalité ne veut pas entendre parler de l'essence. Par contre, lorsque je me mets dans une qualité d'écoute féminine, je me mets dans une pensée qui touche le plan de l'émotionnel supérieur de l'être humain. C'est pour cela qu'il faut développer le féminin pour accéder à un autre regard, regard dans lequel tout se dilate, un regard qui est très, très vaste. [...] Il faut que la femme développe le Yang en elle afin de se faire respecter et que l'homme développe le Yin afin de pouvoir capter le monde. Lorsque l'homme développe son côté féminin, il devient capable de capter aussi bien que la femme[4]. »

4 Luis Ansa, *La Voie du sentir*, Le Relié, 2015.

YIN ET YANG

Nous avons, en général, une connaissance très superficielle de ce que les Chinois appellent Yin et Yang. Nous les réduisons souvent au féminin et au masculin. Depuis des millénaires, les Chinois ont observé toutes les manifestations de vie, les phénomènes de rythme, de cycles dans la nature, les alternances d'opposés et l'enchaînement de naissance, croissance, maturité, déclin, mort, et renaissance. Ils en ont tiré une classification des phénomènes selon deux forces complémentaires, Yin et Yang, présentes dans toute la création, dans toutes les manifestations de l'énergie de vie.

Classification pour le Yin :
Terre, lune, nuit, féminin, froid, humide, hiver, contraction, réceptivité, passivité, repos, intérieur, inconscient.

Classification pour le Yang :
Ciel, soleil, jour, masculin, chaud, sec, été, expansion, activité, mouvement, extérieur, conscient.

Opposition, **alternance** et **complémentarité** sont les caractéristiques de ces deux modalités.

> *« Le concept du Yin et du Yang prend vie dans le quotidien car il sous-tend tous nos comportements. Il suffit d'en reconnaître les modalités d'alternance et de complémentarité, afin d'équilibrer cette dynamique : je m'active et me repose, j'écoute et je parle, j'expire et j'inspire, je donne et je reçois. À tout moment de la vie, l'harmonie nous attend : tempérons nos actes par une attitude réceptive, la réflexion par l'intuition, veillons à l'alternance du travail intellectuel et de l'activité manuelle, ajustant le Yin et le Yang[5]. »*

5 Isabelle Laading, *Les cinq saisons de l'énergie – La médecine chinoise au quotidien*, Désiris, éditions de 1998, réimprimée en 2020.

IDA ET *PINGALA*

On retrouve la même philosophie dans la tradition indienne.

Les sages de l'Inde ont eux aussi développé, par l'expérimentation et l'exploration intérieure, une connaissance subtile de l'être humain et de son fonctionnement, connaissance dont la sagesse a résisté au temps. Voyons ce que l'enseignement traditionnel nous apprend sur la double polarité du corps :

« Pour le yoga, l'être humain est influencé par deux forces antagonistes et complémentaires, deux formes particulières de prana, qui circulent dans deux nadis (canaux du prana, situés dans le corps énergétique) différentes, situées respectivement à gauche et à droite de la colonne vertébrale, et que l'on nomme Ida et Pingala.

Ida est lunaire et orientée vers la vie psychique ; elle correspond à la narine gauche, la moitié du corps à gauche et à l'hémisphère droit du cerveau.

Pingala est solaire et orientée vers l'action ; elle correspond à la narine droite, à la moitié droite du corps et à l'hémisphère gauche du cerveau. Généralement, ces deux énergies internes sont en alternance, l'une prédominant sur l'autre, et ce de façon relativement régulière.

Mais si, pendant de courts instants, ces deux forces s'équilibrent, le prana s'éveille dans la nadi centrale appelée sushumna, et l'être humain passe à un niveau énergétique supérieur, plus subtil, propice à l'équilibre et la méditation, dans un état libéré de toutes tensions. C'est pourquoi les yogis ont créé des pratiques pour équilibrer ces deux nadis[6]. »

Ida représente le féminin en nous, l'intériorité, l'intuition, le lâcher-prise et l'inspiration créatrice. Le pôle qui sait recevoir, accueillir, reconnaître, capter, attendre...

Pingala est le pôle masculin où l'action et la logique maintiennent la personne sur le plan conscient, dynamique, efficace, tourné vers l'extérieur.

Si nous regardons le travail postural, où il nous est proposé de réaliser « ***sthira sukha asana***[7] », nous retrouvons l'unification (yoga) de deux opposés : la structure, la forme de la posture étant *sthira*, dans la fermeté du masculin et l'aisance, la fluidité féminine de *sukha* équilibrant la posture, qui atteint ainsi son objectif de complétude.

Il est intéressant aussi de retrouver là les différences maintenant bien connues entre cerveau droit et cerveau gauche ; quant aux narines, elles jouent un rôle essentiel dans la respiration, bien sûr, mais aussi parce que le passage de l'air à l'intérieur du nez va stimuler soit le système sympathique à droite, soit le système parasympathique à gauche.

RESPIRATION ALTERNÉE

Respiration et système nerveux sont intimement liés. Respirer à gauche en bouchant la narine droite aura un effet calmant, tandis que respirer à droite, narine gauche fermée, sera une pratique dynamisante.
Le yoga propose de multiples techniques (*pranayama*) pour expérimenter les effets du contrôle du souffle ; l'essentiel restant, dans un premier temps, avant toute autre pratique, d'avoir préalablement retrouvé la **liberté** de la respiration naturelle (ce qui peut prendre des mois ou des années).
Contentons-nous d'essayer une respiration dite « alternée », qui, selon l'expérience des yogis, purifie les *nadis* ; elle tend à rééquilibrer le *prana* et à dissoudre les blocages énergétiques.

6 Patrice Godart, *Apaisez votre mental : Yoga sans postures*, Amrita, 1998.
7 Yoga Sutra de Patanjali, II-46.

En position assise, ferme et détendue, vous allez boucher alternativement la narine droite et la narine gauche, délicatement, avec un doigt.
Inspirez par la narine gauche, expirez par la narine droite.
Inspirez par la narine droite, expirez par la narine gauche.
La respiration devient douce, fine, silencieuse.
Attention de ne pas vous retrouver mécaniquement en train de faire : inspire-expire d'un un côté, inspire-expire de l'autre !
Reprenez ce cycle, en installant peu à peu un souffle **lent et régulier**, sans forcer comme toujours. Respectez votre corps s'il a besoin de temps pour s'adapter et vérifiez que vos épaules, vos bras et votre visage sont bien relâchés.
Gardez toujours à l'esprit que vous n'êtes pas en compétition ! Et soyez vigilant sur la contrainte que vous vous imposez peut-être et qui n'est pas juste.

Quand vous aurez trouvé une parfaite aisance dans cet exercice, avec la capacité d'y rester plusieurs minutes, vous pourrez aller plus loin.
La même respiration peut se pratiquer sans boucher les narines avec les doigts, en portant son attention sur le **passage de l'air d'un côté (expire, inspire)**, puis de l'autre.

Votre concentration, accompagnée par la lenteur et la régularité du souffle, vous apportera **relaxation et intériorisation**.
Pour cette respiration, le déplacement de la conscience dans le corps vous aidera à maintenir la vigilance : comme nous l'avons vu avec la respiration de la vague, vous pouvez inspirer en remontant de tout votre côté gauche, jusqu'à la narine gauche.
Poumons pleins, passez de votre narine gauche à votre narine droite.
Puis expirez dans tout votre côté droit.
L'inspiration suivante remonte du côté droit à la narine droite.
Poumons pleins, basculez vers la narine gauche.
Expirez dans tout le côté gauche.

Tout cela représente un cycle, à reprendre aussi longtemps que c'est confortable.

Comme vous le voyez, cette manière de respirer peut se pratiquer tout à fait discrètement, sans gestes, dans l'immobilité, dès que vous avez un moment de tranquillité (attente, transport...).

Pratiquez pour apprécier les effets !

CHAPITRE 9

Pour aller plus loin

Après avoir pris le temps de progresser à travers les premiers chapitres, vous pouvez aborder d'autres exercices, en n'oubliant jamais les bases :

Revenir dans les sensations plutôt que de se perdre dans les pensées.
Rester présent à la circulation de l'énergie en vous.

ENRACINEMENT ET NETTOYAGE

La prise d'énergie dans la Terre est une pratique essentielle qu'il faut se rappeler dans beaucoup de circonstances. Elle nous apporte force et stabilité dans les épreuves, nous aide à nous recentrer et à nous vider la tête – un peu.

Il est possible de l'utiliser de bien d'autres façons, une fois intégré le mouvement intérieur de la conscience, par la respiration de la vague par exemple.

Ainsi, quand vous éprouvez le besoin de vous « débarrasser » d'une journée difficile, d'une angoisse passagère, d'un événement stressant ou douloureux, rappelez-vous cet exercice : en position debout ou allongée, revenez à votre corps, habitez-le davantage avec l'aide de vos sens, de votre ressenti. Puis ouvrez vos narines, inspirez finement, longuement, comme si vous tiriez en vous une belle lumière blanche ; **à l'expiration, cette lumière descend jusqu'aux pieds en emportant sur son passage tout ce qui vous encombre, tout ce qui est inutile – tensions, soucis, questionnements... Laissez partir tout cela dans la Terre.**

On peut reprendre l'image de la vague, ou toute autre image qui vous convient mieux, tant qu'elle facilite la visualisation. Une douche intérieure ? En tout cas, un grand nettoyage.

Recommencez plusieurs fois, observez vos sensations.

Cette pratique peut être précédée d'un petit massage de la plante des pieds, comme si l'on « débouchait » les pieds pour que l'énergie puisse mieux s'évacuer.

Appréciez.

SE RECENTRER DANS SON *HARA* ET Y TROUVER SA FORCE

Le mot « ***hara*** » est japonais. Il représente un lieu précis du corps que l'anatomie occidentale ignore : il s'agit d'un centre énergétique particulier (appelé *tan tien* en Chine), d'une concentration particulière d'énergie.

Il est situé un peu en-dessous du nombril, dans la profondeur du ventre ; **là où se trouve notre énergie vitale, notre force de vie**, l'énergie de nos ancêtres pour les Chinois.

La conscience du *hara* prolonge l'ancrage dans la Terre : à ce niveau du corps, on est dans le vital. Ce n'est pas un hasard si cette région du corps est aussi celle de la procréation.

Chez l'homme qui a trouvé son centre, **le centre de gravité du corps se situe dans le ventre**.

Les adeptes de sports et techniques orientaux connaissent le *hara*, en général. Observez un grand judoka. Admirez combien il semble ancré dans le sol, inébranlable et en même temps mobile, solide dans ses bases et prêt à l'action.

Pour les Japonais, c'est aussi une notion plus vaste :

> « Le mot hara [...] implique pour le Japonais tout ce qui est essentiel dans le caractère de l'homme et dans sa conception de la vie. Le Hara est le centre du corps humain, mais le corps est plus qu'un simple concept biophysiologique. C'est pourquoi le Hara est également le centre spirituel dans la mesure où le corps est l'enveloppe naturelle de l'esprit. Ainsi le mot hara se rapporte-t-il toujours au caractère de l'homme dans sa totalité, à sa façon d'être fondamentale, de même qu'aux qualités spirituelles spécifiques dont dépend la juste façon d'être et qui permettent à cette dernière de se manifester dans l'existence [...].

L'homme ayant le hara, ayant le centre, est toujours en équilibre, d'aplomb ; il possède quelque chose de tranquille et de généreux, une large dimension humaine. Il accepte tranquillement la réalité ; rien ne peut l'effrayer, troubler sa disponibilité sereine...[1] ».

Voici un exercice permettant d'approcher la conscience du *hara* :
Au préalable, assurez-vous que vous savez retrouver une **respiration abdominale** – assis ou allongé, lâchez votre ventre, mettez-y votre conscience, laissez faire le mouvement du ventre qui se soulève un peu à l'inspire, qui revient à l'expire. Si c'est difficile, il vous faudra travailler à retrouver cette façon de respirer basique, qui est celle du bébé et du petit enfant.

Quand ceci est acquis, en position debout, commencez par vous enraciner, vous relier à la Terre. Revenez dans la conscience de vos pied étalés et reliés au sol... vos jambes solides comme deux colonnes... votre bassin posé dessus...

Avec un doigt, trouvez votre nombril, précisément. Juste en-dessous, positionnez à l'horizontale deux travers de doigts de l'autre main, lâchez le nombril et venez appuyer un doigt en-dessous des deux doigts horizontaux. Le *hara* est **en arrière, dans la profondeur du ventre** ; reculez la conscience dans le volume abdominal. Enfoncez suffisamment le doigt pour éveiller la sensation interne. Respirez !
En expirant, resserrez les muscles du ventre autour du *hara* (du doigt) ; en inspirant, relâchez complètement l'effort musculaire.
Avec l'aide de plusieurs respirations semblables, entrez dans la conscience de la région, puis plus finement, en arrière, plus précisément dans le *hara*.
Persévérez, développez votre attention. Puis restez dans le contact et ressentez dans tout votre corps la place de ce centre vital, relié à la Terre par le socle de vos pieds et de vos jambes.
Tout le corps et le *hara*.

Cette connaissance est directement utilisable dans notre quotidien, une fois quelques progrès réalisés. Ainsi, en situation difficile, d'agression, de conflit, de déstabilisation, nous pouvons développer cette capacité à nous centrer dans notre *hara* et à nous enraciner.

---

1 Karlfried Graf Dürckheim, *Hara - Centre vital de l'homme*, Courrier Du Livre, 1994.

Discrètement, vous pouvez ramener votre conscience dans votre ventre, et resserrer les muscles autour du *hara* quand vous expirez, juste pour vous aider à vous y replacer, et relâchez à l'inspiration : maintenez-vous fermement dans ce lieu de stabilité et de force, au lieu de rejoindre les émotions dans la poitrine ou l'affolement du mental dans la tête.

Notre force est dans notre ventre.

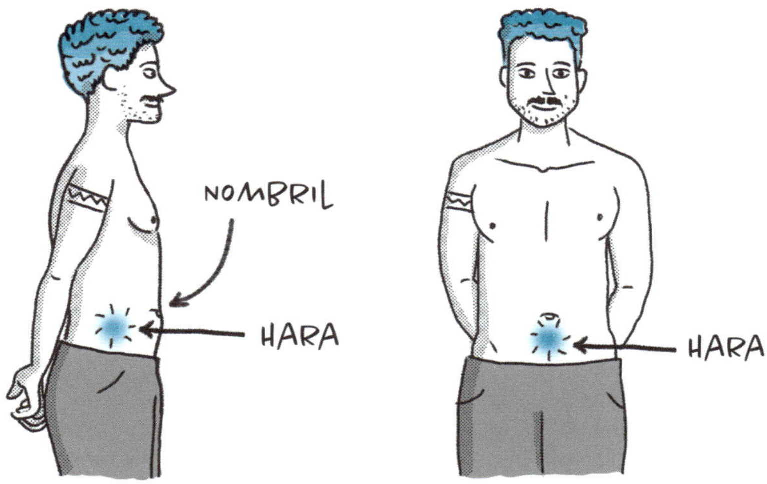

Sans oublier d'autres occasions de nous en remettre à notre *hara* : si vous êtes adepte du jogging, de la marche ou du trail, quand la fatigue arrive, que l'énergie baisse, essayez de placer votre conscience dans le *hara*, et d'imaginer que vous êtes tiré en avant par une corde partant du *hara*. Laissez-vous entraîner par cette énergie nouvelle.

D'autres sports peuvent bénéficier de ce recentrage, par exemple le tir à l'arc, l'escrime, l'équitation...

Bien sûr, tout ce qui demande la participation du corps se trouve enrichi par la pratique du *hara* :

« Plus les racines de l'arbre sont profondes et plus il pousse haut ; pour le chant, c'est le même procédé : plus nous nous enracinons dans le bassin, la force du centre (le hara), et plus nous pouvons chanter aigu sans effort[2]. »

2 Séverine Grimbert, artiste lyrique.

Il est important de rajouter que « grâce au *Hara*, il se produit en quelque sorte une transformation de toutes les facultés de l'homme. Celui-ci perçoit la réalité avec une plus grande sensibilité, il est capable de réagir autrement qu'auparavant, d'assimiler cette réalité[3] ».

Ainsi, dans notre recherche de sensibilité, nous trouvons là un point d'appui inattendu.

LES CROCODILES POUR STIMULER L'ÉNERGIE

Dans les exercices permettant de sentir l'énergie activée dans le corps, nous avons vu quelques torsions en mouvement. Il est possible d'y passer plus de temps, et de relancer l'énergie quand on vit une période de **grande fatigue**, ou un moment d'**épuisement intense**. Pratiquée le matin, la série des crocodiles ne vous fera pas l'effet de la potion magique sur Astérix. En revanche, vous réaliserez, en fin de journée, que vous avez traversé cette dernière plus facilement.
Vous retrouverez là les mouvements de torsions déjà vus, avec des variantes en plus. Cette torsion, légère au début, s'amplifie progressivement.

Chaque série de mouvements se fait le temps d'**une dizaine d'allers-retours**, suivie d'une **pause**, une libération de la respiration (lâchez le ventre, l'inspiration revient toute seule), avant de passer à la série suivante.

En position allongée, au sol de préférence, ou même sur un lit.
Les bras sont ouverts, l'arrière de la tête et les coudes au sol resteront des **points fixes**.
Les jambes allongées et un peu écartées, commencez à faire un mouvement d'essuie-glace avec vos deux pieds parallèles, en pivotant sur les talons.
Pas de saccades ni d'arrêt dans le mouvement, laissez faire l 'élan de la rotation, trouvez le rythme où il se libère.
Dix allers-retours, une pause, libérez la respiration.

À présent, croisez les chevilles et reprenez le mouvement d'essuie-glace au même rythme, en pivotant sur le talon resté au sol.
Dix allers-retours de ce côté-ci avant de reposer les deux pieds, de lâcher le ventre et de respirer ; puis inversez le croisement des chevilles et repartez pour dix allers-retours de l'autre côté.

Maintenant en posant un talon sur les orteils du pied resté au sol (ce qui double la longueur de l'essuie-glace).

3 Karlfried Graf Dürckheim, *Hara - Centre vital de l'homme*, Courrier Du Livre, 1994.

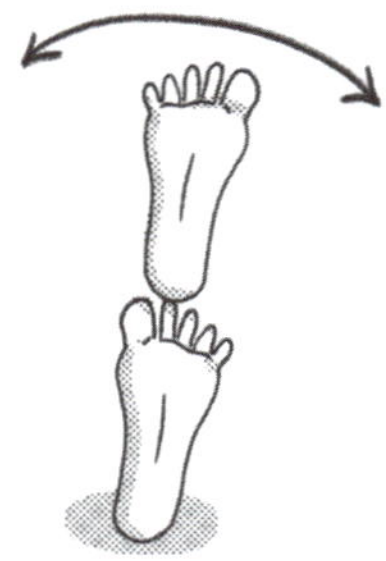

Dix allers-retours de ce côté-ci avant de reposer les deux pieds, de lâcher le ventre et de respirer ; puis inversez et repartez pour dix allers-retours de l'autre côté.

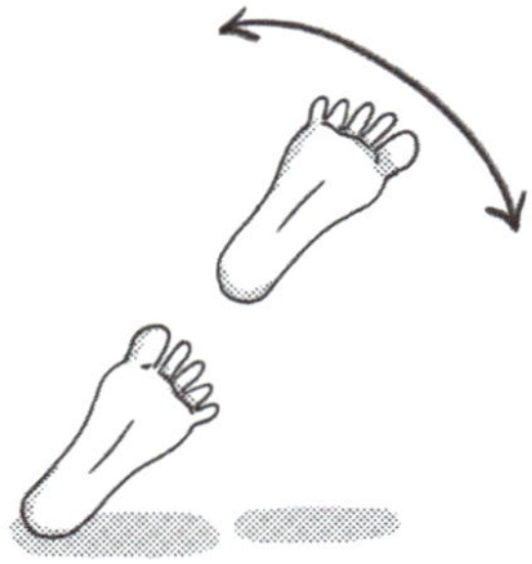

Recommencez, mais cette fois en éloignant les deux pieds, qui restent alignés en formant un très grand essuie-glace.
Dix allers-retours de ce côté-ci avant de reposer les deux pieds, de lâcher le ventre et de respirer ; puis inversez et repartez pour dix allers-retours de l'autre côté.

Repliez la jambe droite, le pied droit se trouvant près du genou gauche, et laissez descendre le genou droit vers le sol. Comme une porte à ressorts (une porte de saloon), lancez le genou droit vers le sol à gauche, il rebondit et l'élan le ramène à droite, élan vers la gauche... Le bassin pivote, les épaules restent au sol, le mouvement est toujours libre et rapide.
La jambe gauche reste allongée et passive, détendue. Elle sert d'axe pour la torsion.
Dix allers-retours de ce côté-ci avant de reposer les deux jambes, de lâcher le ventre et de respirer ; puis inversez et repartez pour dix allers-retours de l'autre côté.

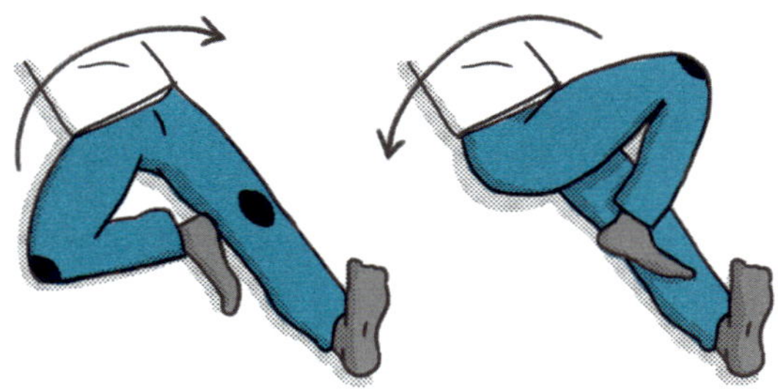

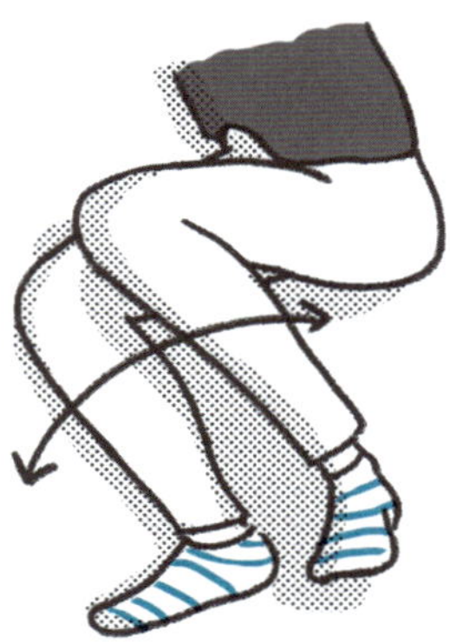

Maintenant repliez vos jambes, les pieds restent posés devant le bassin (retrouvez la position explorée au chapitre 2). En pivotant sur les pieds restés au sol, les genoux partent vers la droite, puis vers la gauche. Lâchez toujours bien le mouvement ; la torsion devient plus importante, sentez-la au niveau de la taille et des flancs.

Dix allers-retours, les jambes peuvent se rallonger, une pause, libérez la respiration.

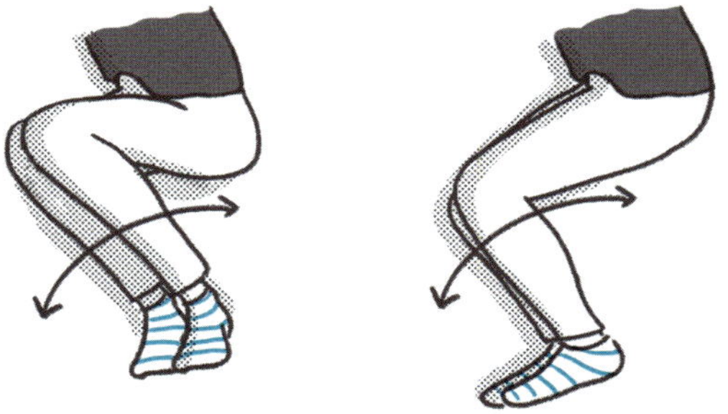

Recommencez, mais avec les deux jambes collées – cuisses, genoux, mollets et pieds serrés – en pivotant toujours sur la base des pieds, qui restent au sol.
Dix allers-retours, les jambes peuvent se rallonger, une pause, libérez la respiration.

Installez vos jambes « en grenouille », plantes de pieds en contact et genoux ouverts, lâchés de chaque côté vers le sol.

Lancez le genou droit vers le gauche puis, dans le même élan, laissez-le revenir à sa place : cela entraîne un deuxième élan du genou gauche qui se retrouve emporté vers la droite et revient dans la foulée. Le mouvement n'est pas décomposé, tout s'enchaîne, ce qui vous oblige à laisser faire, à ne pas chercher le contrôle ; trouvez l'effet du rebond, c'est comme un jeu.
Dix allers-retours ou davantage si vous vous laissez emporter par le mouvement ; puis les jambes peuvent se rallonger, libérez la respiration.

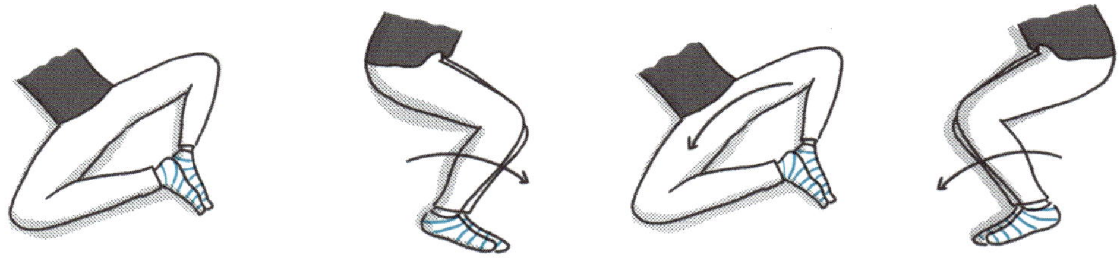

Le calme revenant, vous ne manquerez pas d'observer **la Vie qui circule en vous, sa vibration, son pétillement, ou d'autres manifestations**.

Il est possible d'aménager cette série de crocodiles dans sa progression.
Si votre dos supporte mal les torsions qui s'accentuent, vous vous arrêterez plus tôt, avant de ressentir la moindre douleur.
Vous pouvez également choisir quelques positions seulement.

Dans les deux cas, vous compenserez en augmentant le nombre de chaque série que vous pratiquez, de manière à obtenir quand même une centaine d'allers-retours au total.

LES CINQ SENS, EXERCICES PLUS SUBTILS

Nous avons un usage habituel de nos sens. Si habituel que nous ne les utilisons que partiellement, bien en deça de leurs capacités.

Pour peu que l'on habite en ville, le mode de vie et les sensations désagréables nous amènent à refermer nos sens ; la nature, au contraire, nous incite à les éveiller, à les affiner. Les sens nous relient au monde, au Vivant, nous ouvrent à l'espace autour de nous. Ils enrichissent considérablement notre vie.

Rappelez-vous comment, dans un site naturel, tous vos sens peuvent être stimulés. Remémorez-vous des expériences précises sur une plage, une montagne, dans un lieu que vous aimez. La sensation d'ouverture, de dilatation même, qui est possible dans la nature et qui, comme nous l'avons vu, nous met en contact avec notre créativité.

Capter ce qui nous entoure demande un effort de présence et de concentration.

Voici quelques exemples d'un travail plus subtil et précis sur les sens, pour développer et affiner nos capacités :

LA VUE

Si votre travail ou vos occupations vous maintiennent en majorité à l'intérieur, dans un lieu confiné, vos yeux perdent peu à peu l'habitude de regarder au loin ; le regard devient de plus en plus « pointu », tendu même, dans un champ limité. Les yeux se fatiguent.

Placez-vous devant un espace aussi dégagé et vaste que possible, puis tendez à hauteur d'épaules vos deux bras devant vous, les pouces dressés vers le ciel. En maintenant le contact visuel avec les deux pouces, écartez tranquillement vos deux bras jusqu'à les avoir en croix : bien sûr, vous ne pouvez plus fixer vos deux pouces en même temps. Par contre, observez comme votre regard s'est ouvert. Un regard qui est devenu large, doux. **Un regard qui reçoit le monde autour de vous.** Un regard qui vous relie, qui vous replace dans l'espace autour de vous, qui englobe à la fois votre personne et tout votre environnement.

Utilisez ce regard (sans les pouces !) quand vous vous sentez étriqué, oppressé, refermé. Vous verrez que votre respiration en sera aussi modifiée.

L'OUÏE

Asseyez-vous dans une pièce tranquille et fermez les yeux. Alertez vos oreilles, ouvrez-les, tournez votre attention vers les bruits de l'extérieur, la rue, les voitures, les oiseaux... Aiguisez votre attention quelques minutes.
Puis concentrez votre écoute sur des bruits plus proches, à l'intérieur du bâtiment ou de la pièce qui vous entoure.
Enfin, retournez votre sens de l'ouïe à l'intérieur de vous, dans votre corps. Venez écouter de plus en plus précisément vos petits **sons internes**... de plus en plus finement, subtilement.

Vous pouvez continuer en émettant un petit bourdonnement tel que : « Mmmmm », un son que vous sentez **vibrer** à l'intérieur de vous. Où l'entendez-vous ? Dans la tête ? La gorge ? La poitrine ? Ou bien le sentez-vous descendre chatouiller votre ventre ?
Si vous ne percevez rien, augmentez un peu l'amplitude de votre son et captez la résonance interne.
Essayez avec le son « Oooooo », si vous préférez. Non pas le son qui peut s'entendre à l'extérieur, mais le son qui descend en vous, que vous faites résonner comme si vous deveniez un tuyau d'orgue, ou un instrument à vent.

LE TOUCHER

Retournez à l'écoute intérieure dans le corps, mais cette fois éveillez votre attention vers d'autres sensations : par exemple, les battements du cœur, ou ceux du sang dans les artères, le glissement du sang dans les veines, peut-être certains mouvements de la digestion... Devenez « **récepteur** » de ce que votre corps manifeste de façon souterraine.

Comme un jeu, en stimulant votre curiosité et votre désir d'expérimentation : un contact étant établi entre deux parties de votre corps, par exemple une main sur le ventre, ou bien les jambes croisées, ou la tête appuyée sur une main, essayez de **dissocier**, dans ce que vous sentez, **les points de vue de chacune des deux parties**.

Que sent le ventre ? La température, la dureté, le poids de votre main ? Et que sent la main ? Le moelleux, la chaleur, le mouvement du ventre ? À partir de cet exemple, jouez à sentir les contacts tactiles.

LE GOÛT

Les jeux qui consistent à essayer de reconnaître un aliment en le goûtant les yeux fermés sont bien connus. Comme les autres, le sens du goût peut se travailler, s'affiner, et ce ne sont pas les œnologues qui diront le contraire !
Le mot « **saveur** » va nous permettre d'élargir l'idée d'un travail sur le goût, en continuant à chercher la subtilité dans notre approche.
Ainsi, exercez-vous à saisir la « saveur » particulière d'un lieu, **l'ambiance** qui s'en dégage et qui peut être perçue sans que vous sachiez forcément quels sens sont mis en action.
La saveur d'une œuvre d'art, d'une musique, d'une présence...

L'ODORAT

Comme pour la respiration pranique, amenez votre attention à l'entrée de vos narines. Dilatez-les un peu, réveillez-les.

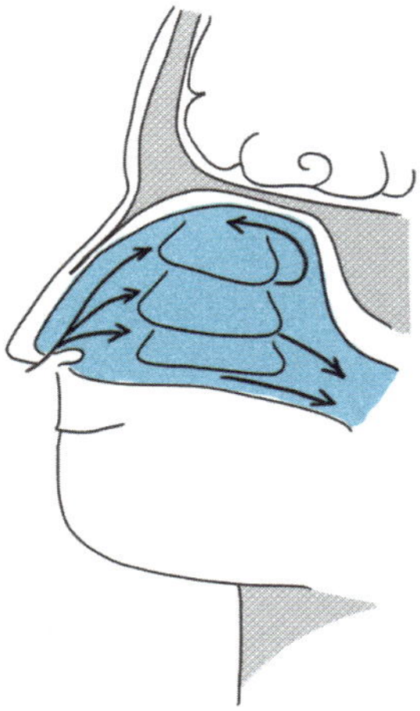

Détail important : vérifiez que vos mâchoires ne sont pas serrées ; détendez la cavité de la bouche, ce qui permettra à l'air de mieux circuler dans votre nez (faites-en l'expérience !).

Suivez la fraîcheur de l'air à l'intérieur de la cavité nasale : de l'arrondi des narines jusqu'à la gorge, en prenant votre temps. Quand la sensation est clairement là, continuez à suivre la sensation de l'air frais, des narines jusque dans les poumons. Et le retour de l'air plus tiède vers l'extérieur, bien entendu.
Votre attention revient maintenant dans la cavité nasale (voir schéma ci-contre), dont vous allez sentir de mieux en mieux les parois, les muqueuses. Inspirez plus amplement, longuement, sentez le frottement du passage de l'air. À chaque inspiration, ressentez que la cavité se desserre, s'élargit, se dilate, s'éveille.

Nous allons à présent installer trois niveaux dans notre cavité, **trois étages**.

Ainsi, vous pouvez **avoir l'intention** de respirer sur le « **plancher** », dans la partie basse. Une fois de plus, constatez le pouvoir de l'intention : l'air passe en effet en bas, vous le sentez sur vos muqueuses. Restez là sur plusieurs respirations, enregistrez l'ambiance particulière.

Ensuite, montez d'un étage, venez respirer dans la **partie centrale** des narines et de la cavité du nez, plusieurs fois. Appréciez.

Puis ayez l'intention de respirer dans le **haut du nez**, ce qui se fait tout seul, de la pointe du nez en remontant dans la partie haute de la cavité. La respiration se fait très fine, pranique. Constatez que l'ambiance est encore bien différente de celle des deux autres étages.

Roger Clerc, qui a expérimenté et développé cette exploration, nous dit que la respiration sur ces trois étages nous amène immédiatement sur les trois plans suivants :

- **physique en bas**
- **psychique au milieu**
- **spirituel en haut**

Il parle de « fréquence vibratoire du *prana* ».
Bien entendu, il est important, là encore, d'éviter un déséquilibre entre les trois plans. Cet exercice vous amènera à affiner encore plus vos sensations subtiles.

PRATIQUE QUOTIDIENNE DU MATIN : S'ALIGNER, SE RELIER, ET SE RECENTRER DANS LE CŒUR

Tout d'abord, il faut vider les poumons de l'air qui y stagne après la nuit.

Le matin, devant la fenêtre ouverte (ou encore mieux, dehors), plantez-vous sur vos pieds et détendez les mâchoires, la langue, le visage. Ouvrez les narines pour prendre une profonde inspiration, en sentant la fraîcheur de l'air, puis expirez d'un coup, en ouvrant la bouche pour expulser l'air vicié des poumons.
Refaites la pratique deux ou trois fois, jusqu'à sentir l'intérieur des poumons plus frais, plus propre.

Ouvrez encore les narines, prenez l'air propre du matin, en inspirant un peu plus longuement. Sentez-le passer à l'intérieur du nez, frotter contre les muqueuses internes. Goûtez la qualité de cet air (toujours meilleure le matin), réveillez les sensations à l'intérieur du nez, sur l'inspire et sur l'expire (donc bouche fermée) pendant une bonne dizaine de respirations.

Ensuite, ajoutez le sens de l'odorat : comme pour humer les parfums de l'air, la respiration devient plus longue, plus fine, subtile... La sensation intérieure est différente. Vous êtes en respiration pranique.
Assis ou debout, continuez en respirant entre Terre et Ciel. Allez au-delà de la tête, au-delà de votre base, pour vous relier plus consciemment à ces deux énergies, ces deux pôles.

Alignez-vous intérieurement :

- si vous êtes assis, éveillez la conscience du **centre-racine**, au fond du bassin, sur le périnée (entre les deux ischions) ; debout, retrouvez l'ancrage énergétique par les pieds,
- ensuite le ***hara***, un peu en-dessous du nombril,
- puis le **cœur**, au milieu de la poitrine,
- et enfin la tête, le **centre du crâne** (ou bien un point juste au-dessus du sommet du crâne).

Respirez plusieurs fois dans chaque lieu puis ressentez l'alignement de ces 4 points, toujours relié avec la Terre et le Ciel.

Restez immobile, silencieux, aligné.

Parfaitement installé dans votre **verticalité** et relié Terre/Ciel, il faut maintenant vous relier dans la dimension **horizontale**.
Cette dimension est celle de l'espace que nous partageons avec toutes les créatures de la Terre, avec nos frères et sœurs humains. L'espace où peut se déployer notre vie, où nous

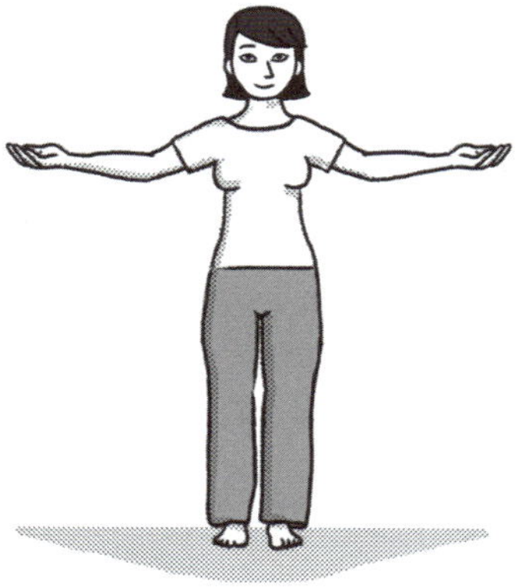

devons occuper pleinement notre place, qui n'est qu'à nous seul.

Ouvrez-vous à l'espace devant vous : entrez en **relation avec cet espace infini** qui est devant votre horizon, embrassez-le de votre conscience, de votre présence bienveillante et sans peur.

Restez ainsi quelques instants.

Puis emmenez votre conscience dans la face arrière de votre corps, ouvrez-vous à l'espace infini qui est derrière vous, habitez-le aussi.

Laissez la conscience s'ouvrir ensuite vers l'espace à droite ; vers l'espace à gauche.

Prenez votre temps.

Sentez la dilatation de votre être, sa place juste dans l'univers. Et le contact avec la Vie qui vous entoure.

Dans cet esprit, vous pouvez donner une tout autre dimension à vos postures de yoga. Rappelez-vous ce sutra de Patanjali (II-1) :

*« Le yoga se pratique selon trois modalités :
l'ardeur, la conscience de soi
et l'abandon à l'infini. »*

Les dimensions verticale et horizontale se retrouvent dans l'image de la croix, symbole universel, présent dans tous les âges et toutes les sociétés.

Puis revenez au milieu, dans le **cœur**.

Mettez un large sourire dans votre poitrine, un sourire qui desserre, élargit, ouvre, libère. Respirez doucement et finement au milieu de la poitrine, lâchez les épaules, détendez le visage, les mâchoires, la gorge, la langue, les yeux… Sentez votre cœur s'épanouir comme une fleur ou un petit soleil au fil des respirations. Complétez à votre guise, avec ce qui vous vient.

Vivez l'expansion, reliez-vous et laissez rayonner votre cœur vers les autres.

ET AUSSI

Si nous développons les pratiques de la recharge en énergie, nous pouvons les utiliser avec des variantes. Dans un premier temps, posez-vous, revenez à votre corps et à votre respiration puis :

- **En inspirant, tirez en vous** quelque chose de « beau » ou de « bon », que ce soit du soleil, de la joie, de l'amour, des couleurs, un souvenir heureux, un lieu que vous aimez... Ne réfléchissez pas trop. Laissez venir ce qui se présente spontanément ; c'est ce qui sera le plus juste.
- **En expirant, vous l'envoyez se diffuser** dans tout votre corps, dans toutes les cellules du corps, jusqu'à ce que vous vous sentiez imprégné de cette ambiance.

Appréciez.

C'est une très belle pratique pour les **femmes enceintes**. Un enfant est tissé de toutes les impressions et états d'âme de sa mère ; c'est pourquoi, dans l'Inde traditionnelle, on cherchait à entourer la future mère de beauté, de calme et de paix, conditions très importantes pour la formation de l'être en devenir.
Inspirez **ce qui vous vient**, sans réfléchir ; en expirant, envoyez-le à votre bébé comme un cadeau, avec tout votre amour.

SHANTI MUDRA, LE GESTE DE LA PAIX

De préférence dans une posture d'assise bien verticale, calme, ancrée dans le sol, éveillez la sensation de tout le corps, et tout le corps dans l'espace, présence de la Terre et du Ciel.

Le dos de la main droite est déposé dans la paume de la main gauche, poignets posés sur les cuisses. Ainsi, les deux paumes sont tournées vers le ciel. Expirez en vous posant davantage encore sur le sol.

Quand **l'inspiration** arrive, longue, fine, les deux mains s'élèvent de manière régulière devant le buste, passent devant le cœur, la tête, arrivent au-dessus et se séparent pour former une coupe avec les deux bras ; et c'est la fin de l'inspiration, où l'on peut rester poumons pleins, **sans forcer**, accueillant l'énergie du Ciel. Dans ce mouvement, les bras et les épaules sont relâchés, libres de toutes tensions, fluides.

Quand **l'expiration** se présente, le mouvement se fait en sens inverse, harmonisé de la même façon avec le rythme de la respiration. Savourez quelques instants, la respiration est libérée. Attendez que le calme soit vraiment revenu et la conscience intensément activée.

Reprenez deux fois encore, toujours avec une pause entre deux.

Si vous voulez, vous pouvez évoquer en vous **la fleur de lotus**, dont la symbolique très forte est omniprésente en Inde.

La fleur de lotus prend racine au fond de l'étang, dans la vase, dans la matière la plus vile. Sa tige s'élève à travers l'eau qui devient de plus en plus propre et transparente, attirée irrésistiblement par la lumière. La fleur vient enfin s'épanouir au-dessus de l'eau, vers le soleil.

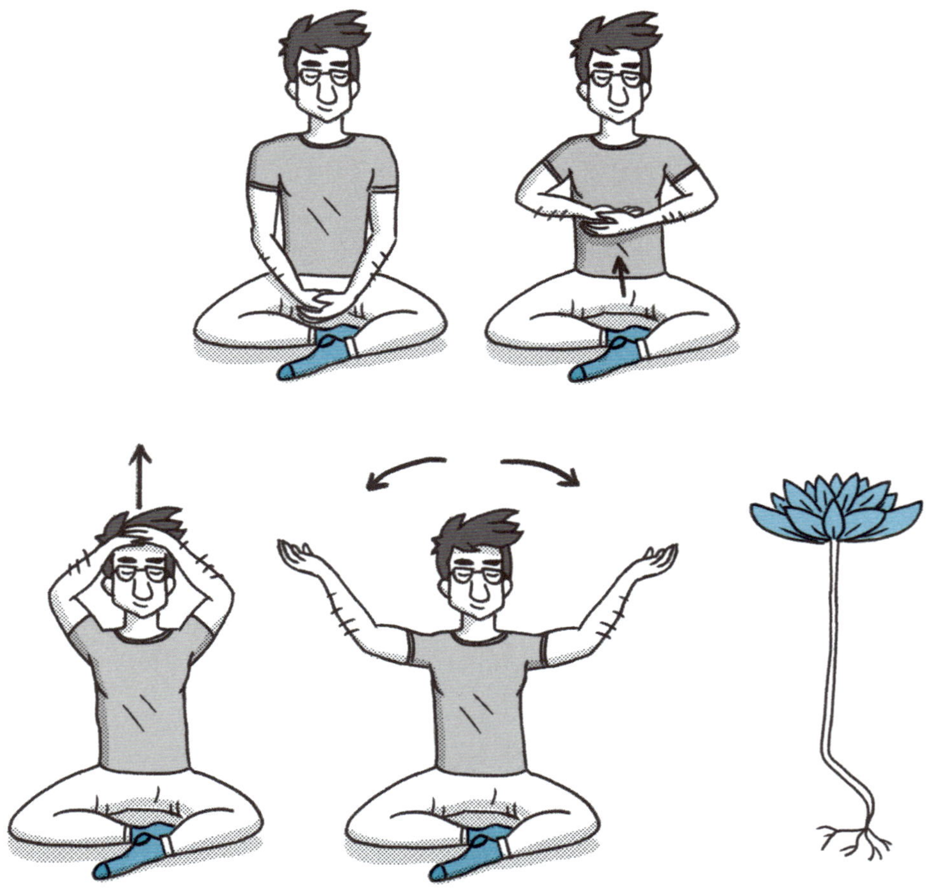

Conclusion

Nos conditionnements nous poussent à aller toujours trop vite. Les invitations à prendre le temps, à trouver de la profondeur dans la lenteur, sont essentielles pour qui veut développer son ressenti énergétique. Comme tout cheminement profond, comme tout progrès de la conscience, il faut compter en mois, en années.

Cette merveille qu'est notre corps demande tout notre respect et notre attention si nous voulons qu'il soit notre outil essentiel de transformation au fil du temps.

La persévérance, l'ardeur continue dans la pratique, est une qualité essentielle pour le pratiquant de yoga. Mais le bon sens en est une autre : tenir compte des contraintes de notre vie, des limites et de la complexité de notre corps, du temps nécessaire pour digérer et intégrer ce qui est proposé par le yoga.

Au-delà des techniques simples proposées ici, il y a surtout une tentative intense de retrouver un lien avec le Vivant, en nous et autour de nous. D'habiter le monde dans sa force mystérieuse, et d'y retrouver notre humanité, malmenée par l'omniprésence de la technologie. Partout des voix s'élèvent pour rappeler que nous ne sommes pas que des corps matériels, que la vie ne se réduit pas aux facilités des progrès techniques.

Puisque nous sommes dans une société « connectée », choisissons de nous connecter à la Nature, non par des moyens technologiques, mais par les ressources vastes de notre corps et de notre esprit.

Se desserrer intérieurement, s'ouvrir sans peur pour entrer en relation et capter le monde vibrant, savoir le contempler... Devenir plus vivant, plus en contact avec sa propre énergie, « vibrer à l'unisson du tout » selon la belle expression de Roger Clerc.

« Le même fleuve de vie qui coule dans
mes veines nuit et jour,
court à travers l'univers et danse en
pulsations rythmées.
C'est la même vie qui pousse sa joie
à travers la poussière de la terre,
en innombrables brins d'herbe,
et qui éclate en vagues puissantes
de feuilles et de fleurs.
C'est la même vie qui est bercée
dans l'océan
en flux et reflux
de naissance et de mort.
Je sens mes membres glorifiés au
toucher de cette vie universelle.
Et ce qui fait ma fierté, c'est ce
battement de la vie des origines,
qui danse en ce moment dans mon sang.

Rabindranath Tagore, *L'offrande lyrique*, 1912

Bibliographie

Ce livre n'est qu'une initiation, voici pour terminer une liste non-exhaustive de lectures pour approfondir les sujets qui vous ont intéressés.

Roger Clerc : *Manuel de yoga – La pratique du Yoga de l'Énergie*, Le Courrier du Livre, 2019 ; *Un chemin pour l'ère nouvelle*, Cariscript, 2005 ; *Art de vivre : La pratique du yoga en Occident*, Le Courrier du Livre, 2000 ; *La Respiration*, Le Courrier du Livre, 2019.

Patrice Godart, *Apaisez votre mental : Yoga sans postures*, Amrita, 1998.

Karlfried Graf Dürckheim, *Hara : Centre vital de l'homme* ; Le Courrier du Livre, 1974.

Isabelle Laading, *Les cinq saisons de l'énergie - La médecine au quotidien*, Desiris, 1999.

Mantak Chia : *Énergie vitale et autoguérison*, J'ai lu, 2014 ; *Stimulez votre énergie vitale*, Jouvence, 1990.

Henri Gougaud, *Les sept plumes de l'aigle*, Points, 2011.

Luis Ansa, *La Voie du sentir*, Le Relié, 2015.

Frederika Van Ingen, *Sagesses d'ailleurs pour vivre aujourd'hui*, J'ai lu, 2018.

Richard Gordon, *La Polarité – Vos mains guérissent*, Chariot d'or, 2014.

Eckhart Tolle, *Mettre en pratique le pouvoir du moment présent*, J'ai lu, 2011.

Michel Bontemps, *La santé sans médicaments*, Le Cherche-Midi, 2011.

Marshall B. Rosenberg, *La communication non violente au quotidien*, Jouvence, 2018.

Luis Ansa et Henri Gougaud, *Le secret de l'aigle*, Albin Michel, 2008.

Les écoles de Yoga de l'Énergie

EYE, École de Yoga de l'Énergie, à Evian 74
www.yoga-energie.fr

EFYSO, École Française de Yoga du Sud-Ouest, à Gradignan 33
www.shanti-cercle.yoga

EFY, École Française de Yoga, Paris 75002
http://ecolefrancaisedeyoga.fr

EFYARA, École Française de Yoga Auvergne Rhône Alpes, Lyon 69
https://conservatoireduyoga.net

EFYSE, École Française de Yoga du Sud-Est, Aix-en-Provence 13
https://conservatoireduyoga.net

EFY, École Française de Yoga de Lille 59
www.efy-lille.fr

EAY, École Alsacienne de Yoga, à Strasbourg 67
www.eayoga.org

Unité & Harmonie, École de Yoga de l'Énergie, Ardèche 07
http://cammayoga.free.fr

Avec toute ma gratitude à :

Roger Clerc,

Béatrice Elouard,

Martine Texier,

Éliane-Claire Thiercelin,

et l'École de Yoga de l'Énergie à Evian

présents dans ce livre par leurs enseignements.

Achevé d'imprimer en juillet 2021